検査値をひとつひとつわかりやすく。

JN028582

本書の使い方

●1～2ページごとに学習をまとめています。
●巻末の索引を活用して、学習したい項目から読んでも大丈夫です。

①文章を読み、イラストで
さらに理解を深めましょう

③「大事な用語」では学びのキー
ワードをピックアップしています

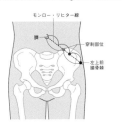

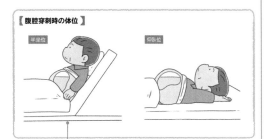
②「看護のポイント」では、臨床現場
の視点でその内容を解説しています

④イラストは、おもに検査手技につ
いてビジュアルで解説しています

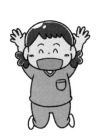
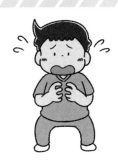
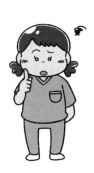
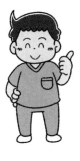

もくじ

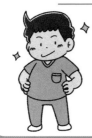

けんた

暗記科目が得意で、
「堅実」がモットーな
1年目ナース。

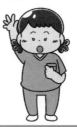

わかこ

失敗をおそれない
1年目ナース。
彼女の「わかった」には
ご用心！？

~わかこの場合~

この患者さんは
茶、黒、紫、グレーの順に
採血だよね！

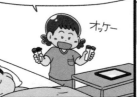

オッケー

キャップの色で順番を
覚えているのはいいけど、
それぞれ何を検査するための
ものか分かってる？

えぇーと…
わかってるってば！
紫は血算だから…
赤血球とか
血小板とかでしょ！

ギクッ

~けんたの場合~

肝生検は終了しましたよ。
おつかれさまでした。

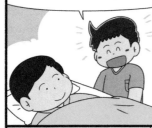

3時間安静に
していてくださいね。
また様子を見に来ます！

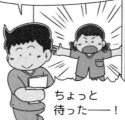

ちょっと
待った——！

患者さんの体勢、
仰臥位では止血できないよ！
「右側臥位」にしないと！

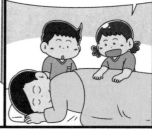

検査の正常値・異常値は
ちゃんと覚えたけど、
まだ患者さんのケアまで
正しくできていないな…

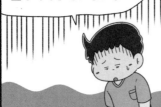

私も…
検査の流れは覚えたんだけど
どんな情報が分かる検査か
理解できていないな…

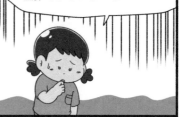

検査に関わるうえで、
何のための検査なのか、
どのようにして行うのか、
どちらも知っておかないと
いけないね！

よーし！
ひとつひとつ
修得するぞ——！

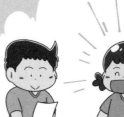

01 検査って何？

　検査は、患者さんの病気の診断をしたいとき、健康診断、治療方針を決めるとき、治療効果を判定したいときなど、その目的ごとに様々な場面で行われています。主に医師、看護師、臨床検査技師、診療放射線技師などの職種が、検査を担当します。

　検査は大きく2つに分けられます。血液、尿、便などの人体から排出または採取されたものを「検体」といい、その検体が検査の対象となるのが「検体検査」、患者さん自体を直接調べるのが「生体検査」です。

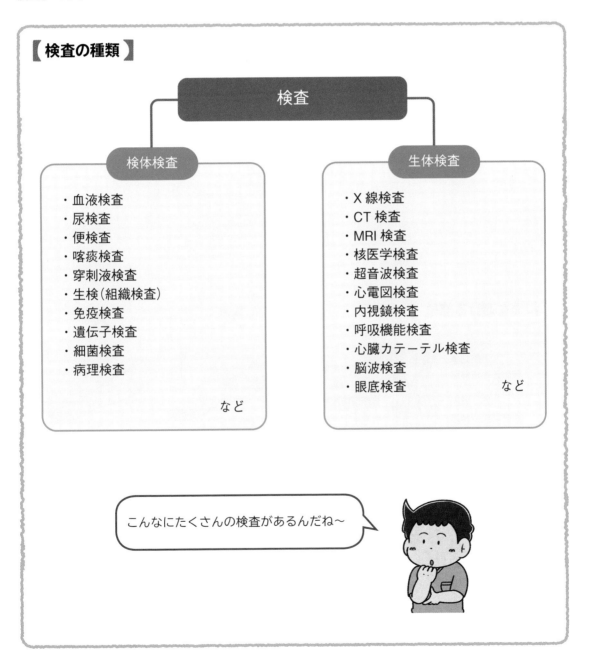

【 検査の種類 】

検査

検体検査
- ・血液検査
- ・尿検査
- ・便検査
- ・喀痰検査
- ・穿刺液検査
- ・生検（組織検査）
- ・免疫検査
- ・遺伝子検査
- ・細菌検査
- ・病理検査

など

生体検査
- ・X線検査
- ・CT検査
- ・MRI検査
- ・核医学検査
- ・超音波検査
- ・心電図検査
- ・内視鏡検査
- ・呼吸機能検査
- ・心臓カテーテル検査
- ・脳波検査
- ・眼底検査

など

こんなにたくさんの検査があるんだね～

02 血液検査①

採血部位の選択

　採血に適している部位は、上肢であれば下図の②橈側皮静脈と③尺側皮静脈が肘窩（腕の内側にあるくぼみ）のところで交通する、①肘正中皮静脈が採血の穿刺部位の第一選択になります。患者さんの状況と状態をきちんとアセスメントし、穿刺部位を選択します。なお、神経や動脈がある部位は避けます。

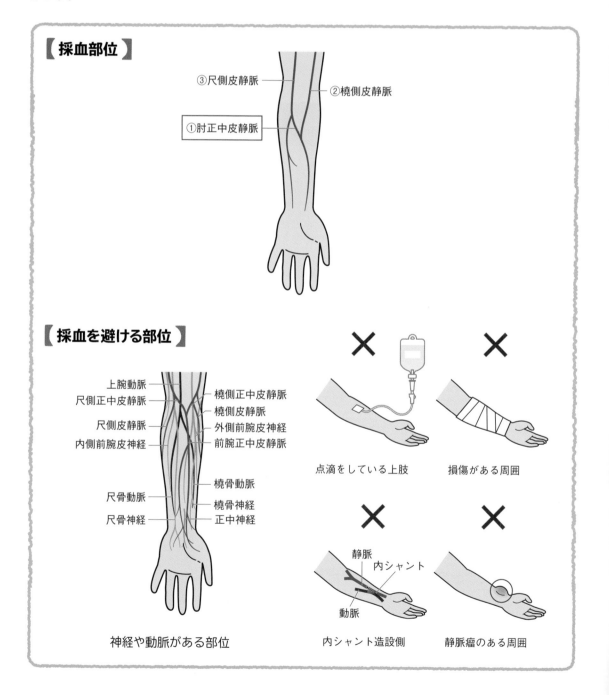

【採血部位】

③尺側皮静脈 ②橈側皮静脈
①肘正中皮静脈

【採血を避ける部位】

上腕動脈　　　　　橈側正中皮静脈
尺側正中皮静脈　　橈側皮静脈
尺側皮静脈　　　　外側前腕皮神経
内側前腕皮神経　　前腕正中皮静脈
　　　　　　　　　橈骨動脈
尺骨動脈　　　　　橈骨神経
尺骨神経　　　　　正中神経

神経や動脈がある部位

点滴をしている上肢

損傷がある周囲

静脈　内シャント
動脈

内シャント造設側

静脈瘤のある周囲

点滴部位より中枢側で採血をすると、薬液が混入し正確な検査データが得られません。ただし中心静脈栄養(心臓に近い中心静脈に挿入したカテーテルから薬液を点滴する方法)の場合は、薬液は心臓に向かうため、左上肢での採血が可能です。

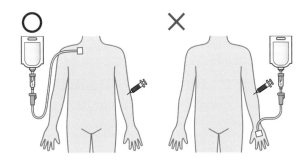

採血方法の選択

病棟で行われる採血の方法には、主に①静脈血採血、②毛細血管血採血、③動脈血採血、④中心静脈採血があります。採血方法の選択は、採血管の本数や穿刺する血管などに合わせて検討します。

【 採血方法 】

①静脈血採血

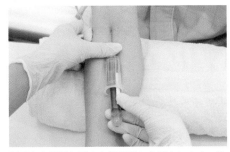

肘正中皮静脈などの末梢静脈から採血します。各種検査に用いられます

②毛細血管血採血

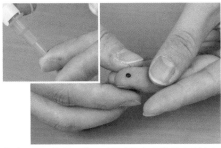

指先や耳朶(耳たぶ)の毛細血管から微量の血液を採取します。血糖値測定で用いられます

③動脈血採血

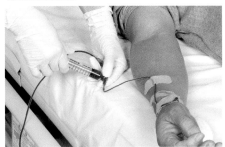

大腿動脈、上腕動脈、橈骨動脈などの動脈を直接穿刺して行うものと、動脈圧ルートから採血するものがあります。動脈を穿刺するものは、原則、医師が行います。酸素飽和度の測定など、血液ガス分析に用いられます

④中心静脈採血

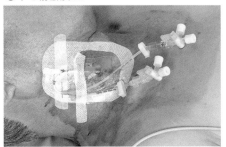

末梢静脈からの採血が難しい場合に、輸液ルートとして使用している中心静脈ルートから採血することがあります

03 血液検査②

　採血には、シリンジ採血と真空管採血の2種類の方法があります。現在、安全性などの点から真空管採血が多く行われています。

○シリンジ採血：シリンジ（注射器）で血液を採取した後に採血管へ分注する（血液を分け入れる）方法。

○真空管採血：針を刺した状態で真空採血管を使用する方法。シリンジ採血と違い、採血後に血液を採血管へ移す必要がなく、真空採血管を差し替えることで必要な血液量を維持できる。

【 静脈血採血の手順（真空管採血の場合）】

①医師からの指示項目と、対象者の疾病・病態から採血の目的をアセスメントします。

②対象者の名前、指示項目と採取する採血管を照合します。採血管のキャップの色で調べる項目（血糖値やホルモン値など）や採血のタイミングが異なるため、確認します。

③患者さんに採血の目的や手順を説明し、フルネームで名乗ってもらい本人確認をします。

④

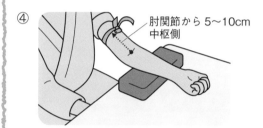

肘関節から5〜10cm
中枢側

採血に適した血管を選択し、駆血帯を巻いて血管を怒張させます。

⑤

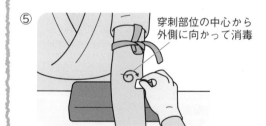

穿刺部位の中心から
外側に向かって消毒

アルコール綿で刺入部位の中心から外側に向かって、円を描くように消毒します。

⑥

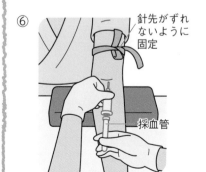

針先がずれ
ないように
固定

採血管

消毒薬が乾いたら穿刺し、刺入部位がずれないように採血ホルダーを固定して、採血管を差し込みます。穿刺する際は、患者さんに声をかけて、恐怖心への配慮をします。

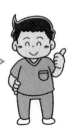

穿刺時に神経症状や疼痛を訴えたときは速やかに抜針しよう。また気分不快や顔面蒼白などの症状にも注意しよう！

⑦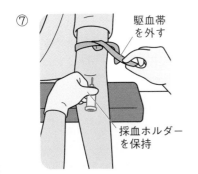
駆血帯を外す

採血ホルダーを保持

採血管内の血流が止まったら、次の採血管に差し替えます。採取する採血管の順番に注意しながら規定量を採取します。採血が終わったら採血管を抜き、駆血帯を外します。

> 利き手で採血ホルダーを固定したまま、もう一方の手で採血管の抜き差しをするよ！

⑧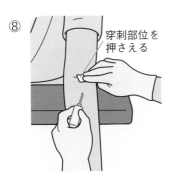
穿刺部位を押さえる

刺入部位をアルコール綿で押さえながら抜針します。5分間ほど圧迫止血し、止血確認後は絆創膏を貼ります。

⑨抜針した針は、すぐに専用の廃棄容器に破棄します。

⑩採取した検体は、速やかに検査科など所定の場所へ提出します。

【駆血帯の巻き方】

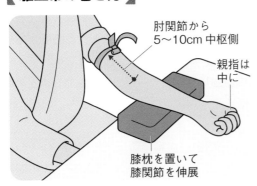
肘関節から5〜10cm 中枢側

親指は中に

膝枕を置いて膝関節を伸展

　駆血帯は肘関節から5〜10cm中枢側に巻きます。肘関節付近に巻くと穿刺部位が近いために汚染してしまう可能性や、上腕骨内側上顆・外側上顆を巻き込むことで、駆血の効果が弱くなります。静脈血採血では、3分以上駆血すると循環障害や血液成分の変化が生じるため、駆血帯を巻いている時間は1分以内を目安とします。強く巻きすぎると血液流入が停止し、血管の怒張が不十分で脈が触れないことがあります。駆血帯を巻く強さは、動脈の血流を妨げず、静脈の血流を適度にさえぎることのできる40mmHg程度が適切とされています。

　駆血帯がゴム製の場合は、事前に患者さんにラテックスアレルギーがないか確認しておきましょう。

04 血液検査③

真空管採血管の選択

　採血管は、抗凝固剤「入り」と「無し（プレーン菅）」の2タイプに大きく分類されます。検査によって血液の状態を、「体内で流れている血液状態」と「固まった（凝固）血液状態」に使い分ける必要があり、体内で流れている血液状態を保つために抗凝固剤入りの採血管を使用します。反対に、凝固血液状態にするためにプレーン管に凝固促進剤を入れて使用する場合もあります。

○抗凝固剤入り：血液学検査（凝固・血算・電解質）、血糖検査など
○プレーン菅：生化学検査、免疫血清学検査、細菌検査など

【 採血管の色分類と凝固剤の種類 】

キャップの色	黄（～黄緑）	橙（オレンジ）	グレー	紫	黒	茶（～赤）
検査項目	電解質・血液 pH	赤沈	血糖・HbA1C	血算	凝固	生化学検査
抗凝固剤	ヘパリン	クエン酸ナトリウム	フッ化ナトリウム	EDTA2 ナトリウム or EDTA2 カリウム	クエン酸ナトリウム	抗凝固剤なし or 凝固促進剤

真空管採血の順番

　真空菅採血ではシリンジを使わず、針を刺したまま採血しながら直接採血管に血液を入れます。そのため、最初の血液は穿刺時の組織液が混入することにより凝固しやすくなっています。この組織液は血液凝固を促進させるため、最初の採取に抗凝固剤入りの採血管は不向きです。

　よって、真空管採血では凝固しても問題がない生化学検査の採血管を最初に入れる必要があります。そもそも生化学検査用の採血管には凝固促進剤が入っているため、1本目が最適です。

　つづいて2本目は凝固検査用の採血管、3本目以降は凝固しては困るものを順に採血します。凝固検査のみ採血する場合は、2本採血して2本目の採血管を使って検査します。

生化学（茶色・赤）→凝固（黒）→赤沈（橙）→電解質（黄色・黄緑）→血算（紫）→血糖（グレー）→その他

採血針の選択

　真空管採血では、患者さんの血管の状態に合わせて穿刺針を検討します。

　血管が太く、容易に穿刺できる場合は直針を選択します。反対に血管が細く、逆血を確認しながら穿刺する必要がある場合には翼状針を選択します。

採血の針は21〜23Gを使用します。23Gより細い針だと溶血（赤血球が破壊され、ヘモグロビンが赤血球の外に出てしまっている状態）を起こすため使用してはいけません。

【 **採血針の種類** 】

〇**直針**：血管が太く容易に穿刺できる場合に用いる

〇**翼状針**：血管が細く、逆血を確認しながら穿刺する必要がある場合に用いる

〇**シリンジ採血**：血管が細い場合や、真空管の陰圧では血液がスムーズに吸引できない場合に用いる

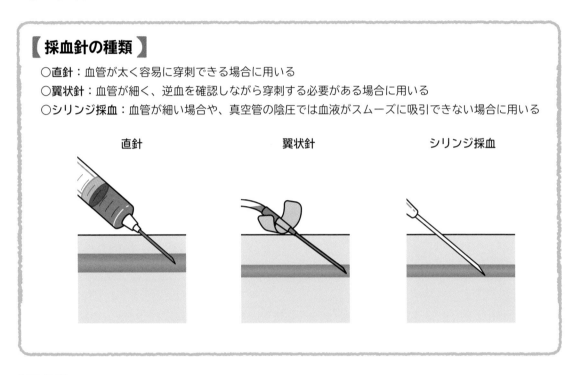

直針　　　　　　　　翼状針　　　　　　　　シリンジ採血

刺入角度

静脈血採血の場合は、針の刺入角度は皮膚に対して10〜30°で行います。

刺入角度が大きすぎると血管を貫通してしまう可能性があるため、注意が必要です。

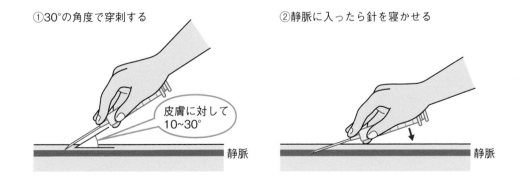

①30°の角度で穿刺する

皮膚に対して
10〜30°

静脈

②静脈に入ったら針を寝かせる

静脈

05 血液検査④

血液の成分とその役割

血液は，液体成分の血漿と細胞成分の血球で構成されています。血漿中には老廃物や脂質、糖質、出血時に血液凝固(止血)のはたらきをするタンパク質(フィブリノゲン)などが溶けた状態で存在しています。血球は赤血球、白血球、血小板の総称です。

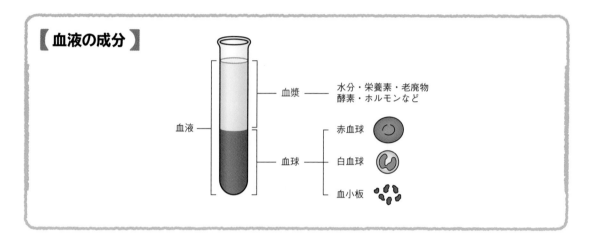

【 血液の成分 】

血液 — 血漿 — 水分・栄養素・老廃物 酵素・ホルモンなど

血球 — 赤血球 白血球 血小板

血液は血管の外に出ると凝固し、血餅と血清に分離します。血液が凝固するのは、フィブリノゲンと血球が結びつくためです。フィブリノゲンと血球が固まってできるのが血餅で、血清は血漿からフィブリノゲンが取り除かれたものになります。

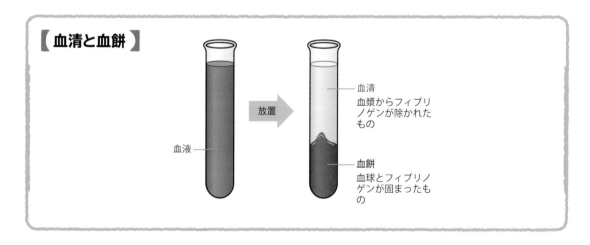

【 血清と血餅 】

血液 — 放置 →

血清 血漿からフィブリノゲンが除かれたもの

血餅 血球とフィブリノゲンが固まったもの

検査の種類と目的

血液検査は血漿・血球・血清のいずれかを用いて検査を行い、身体の異常や病気の発症リスクを調べます。血液検査には調べる対象によってさまざまな種類があり、患者さんの病態から疑わしい疾患に関連する検査を選択して採血を行います。

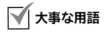
○血液学検査：赤血球・白血球・血小板の数や、赤血球に含まれるヘモグロビンの濃度などを調べる
　検査。これにより、出血傾向・貧血・感染症の有無などがわかる。また凝固機能(血液の固まりや
　すさ)を調べる検査もこれに含まれる。

○生化学検査：血清や血漿中に含まれるタンパク質・代謝物(糖・脂肪酸)・酵素を調べる検査。これ
　により、腎機能・肝機能・脂質の状態がわかる。

○輸血検査：患者さんに安全に輸血を行うために、患者さんの体内に他人の血液と反応する抗体があ
　るか、輸血する血液が患者さんの血液と混ざった時に拒絶反応がおこらないかどうかを調べる検
　査。

○免疫血清学検査：主に血清を使用し、免疫学的な反応を用いて病原体の有無を調べる検査。

○細菌検査：血液は本来無菌状態だが、免疫力が低下していると血液の中に細菌が侵入して繁殖する。
　細菌感染症を疑う場合にどんな細菌に感染しているかを調べるための検査。

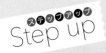 **血液凝固系と線溶液**

凝固系は血液を凝固させる作用系であり、線溶液は固まった血栓を溶かす作用系です。
血液が血管内の因子によって凝固が始まることを内因系、血液が血管外で組織因子によって凝固が始まるこ
とを外因系といいます。図のように、いったん活性化された凝固因子が、次の段階の因子を活性化したり、
補助因子として反応速度を速めたりして、凝固系の反応が進みます。

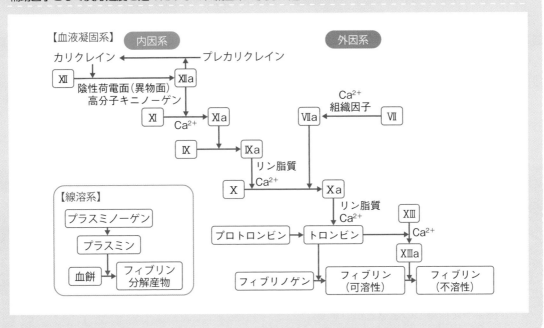

06 血液検査でわかること ①白血球数(WBC)

白血球数って？

熱があるなどの何らかの症状がある場合など、日常的に使われる検査値です。感染症や炎症、血液疾患の診断には不可欠な検査です。

【 どうなると異常？ 】

白血球数の基準値は、3,900〜9,800/μLです。以下の原因(疾患)によって異常値を示します。

基準値より **高値** を示す場合

20,000/μL以上の高値では
・急性白血病
・慢性骨髄性白血病
・慢性リンパ性白血病
・真性多血症
・重症感染症
など

増加が軽度な場合では
・ウイルス感染症
・細菌感染症
・心筋梗塞
・アレルギー性疾患
など

※ 喫煙、ストレス、激しい運動などが原因で増加する場合もある。

基準値より **低値** を示す場合

・再生不良性貧血、急性白血病などの血液疾患
・重症感染症、ウイルス感染症
・抗がん薬投与、薬物投与、脾機能亢進症、無顆粒球症、放射線照射など

白血球数で何がわかる？

○白血球は、生体防御のうえで重要な役割を担っています。体内に侵入した細菌やウイルスなどの異物を貪食し、内部処理・攻撃する働きをしています。

○さらに白血球は血管内だけでなく、活動の中心は血管外の組織・間質であるなど、体全体が活動範囲です。

○白血球は機能別に、大きく以下の3つに分けることができます。

　①細菌などを貪食・殺菌する好中球・単球

　②免疫をつかさどるリンパ球・単球

　③主にアレルギー反応に関与する好塩基球・好酸球

○基準値より高値を示す場合は、体内で何らかの炎症が起きていることを示します。

基準値より低値を示す場合、とくに1,000/μL以下では、無顆粒球症、抗がん薬や放射線治療による骨髄抑制が考えられます。

看護のポイント

白血球数減少の場合は、赤血球数や血小板数の増減にも注目しましょう。
3,000/μL以下の場合は、肺炎や敗血症などの重篤な細菌感染にかかりやすいので、感染予防に細心の注意を払います。

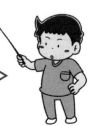

07 血液検査でわかること ②白血球分画

白血球分画って?

　白血球分画とは、白血球の各細胞である好中球、リンパ球、好酸球、単球、好塩基球の5種類について、その割合を100分率(%)で表したもので、白血球数の異常値が認められたときに検査します。

【 どうなると異常? 】

　白血球分画の基準値は、好中球40.0～70.0%、リンパ球20.0～50.0%、好酸球5.0%以下、単球3.0～11.0%、好塩基球2.0%以下です。以下の原因(疾患)によって異常値を示します。

基準値より **高値** を示す場合

- 好中球数増加では細菌性感染症、骨髄増殖性疾患、自己免疫性疾患、痛風などの炎症性疾患、内分泌疾患、副腎皮質ホルモンやアドレナリンなどの薬剤投与など。
- リンパ球数増加ではウイルス感染症、慢性リンパ性白血病、成人T細胞白血病、百日咳、伝染性単核球症など。
- 単球数増加では結核や梅毒などの感染症、急性単球性白血病、慢性骨髄単球性白血病、化学療法の血球回復期、種々の悪性腫瘍、全身性エリテマトー デス、関節リウマチなど。
- 好酸球数増加では気管支喘息、アトピー性皮膚炎、蕁麻疹、慢性骨髄性白血病、寄生虫疾患、特発性好酸球増加症など。
- 好塩基球数増加では慢性骨髄性白血病、粘液水腫、潰瘍性大腸炎、薬剤アレルギーなど。

基準値より **低値** を示す場合

- 好中球数減少では抗がん薬投与、放射線照射、再生不良性貧血、脾機能亢進症、重症感染症の一部、ウイルス感染症など。
- リンパ球数減少では急性感染症、全身性エリテマトーデス、先天性免疫不全症、AIDS、ステロイド薬投与など。
- 好酸球数減少では急性感染症、クッシング症候群など。

※ 白血球の種類ごとの増減で原因が異なる。

白血球分画で何がわかる?

○好中球と単球は、細菌などを貪食・殺菌します. これらが増加する場合は、急性感染症や細菌感染症、炎症、悪性腫瘍などが考えられます。

○リンパ球と単球は免疫をつかさどります。これらが減少する場合は、免疫不全症候群などが考えられます。

○好酸球と好塩基球は、アレルギー反応に関与します。これらが増加する場合は、アトピー性皮膚炎や薬剤アレルギーなどが考えられます。

看護のポイント

●好中球数やリンパ球数が減少している場合は、重症感染症が原因か、重篤な感染症を起こしやすい状態(日和見感染)にあります。発熱や痰、咳などの感染徴候の有無を確認しましょう。

●皮膚や粘膜の清潔ケアを行うなど、感染予防に細心の注意を払わなくてはいけません。感染症が疑われる場合は、感染巣・感染経路を確認しましょう。

08 血液検査でわかること
③赤血球数(RBC)、ヘモグロビン濃度(Hb)、ヘマトクリット値(Ht)

赤血球数、ヘモグロビン濃度、ヘマトクリット値って?

　血球数検査(血球算定検査)の1つで、貧血や赤血球増加症などの造血器疾患の検査として行われるほか、日常的なスクリーニング検査としても幅広く実施され使われている検査値です。

【 どうなると異常? 】

　基準値は、赤血球数が男性427〜570万/μL、女性376〜500万/μL、ヘモグロビン濃度が男性13.5 〜17.6g/dL、女性11.3 〜15.2g/dL以下、ヘマトクリット値が男性39.8 〜 51.8%、女性33.4〜44.9%です。以下の原因(疾患)によって異常値を示します。

基準値より **高値** を示す場合

・真性多血症
・脱水などの相対的多血症
・ストレス多血症
・腎疾患や心肺疾患による2次性多血症
　など

基準値より **低値** を示す場合

・鉄欠乏性貧血
・再生不良性貧血
・溶血性貧血
・急性白血病
・大量出血
・胃・肝障害による
・2次性貧血
　など

赤血球数、ヘモグロビン濃度、ヘマトクリット値で何がわかる?

○赤血球数は赤血球の数を、ヘモグロビン濃度は赤血球の中に含まれるヘモグロビンの量を、ヘマトクリット値は赤血球が血液全体に占める容積の割合を表し、互いに連動しています。

○赤血球は酸素を体内に運ぶ働きをしています。その直接的な役割を担うのがヘモグロビンです。赤血球が減少している病態を「貧血」といいますが、実際にはヘモグロビンの減少(濃度の低下)で判断します。

○赤血球が増加する病態を「多血症」といいますが、実際にはヘマトクリット値の上昇の程度で判断されます。

看護のポイント

●ヘモグロビン濃度やヘマトクリット値の急速な低下には要注意です。溶血や出血を起こしている可能性があります。

●動悸やめまい、息切れなどの貧血症状の有無、出血や失血の有無を確認し、貧血の原因を明らかにして対応しましょう。

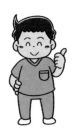

09 血液検査でわかること ④赤血球恒数（erythrocyte indices）

赤血球恒数って？

　　貧血を鑑別する際に、赤血球数とヘモグロビン濃度、ヘマトクリット値を用いて算出します、平均赤血球容積（MCV）と、平均赤血球色素量（MCH）、平均赤血球色素濃度（MCHC）の3つの値で貧血のタイプを分類します。

【 どうなると異常？ 】

　　赤血球恒数に基準値はありませんが、以下の原因（疾患）によって異常値を示します。

MCV（80〜100fL）、MCHC（32〜36％）がともに正常範囲⇒正球性正色素性貧血
● 溶血性貧血、再生不良性貧血、急性出血、腎性貧血、内分泌疾患、がんの骨髄転移など

MCV（79fL以下）、MCHC（31％以下）がともに低値⇒小球性低色素性貧血
● 鉄欠乏性貧血、鉄芽球性貧血、慢性炎症性疾患、サラセミア、無トランスフェリン血症など

MCV（101fL以上）が高値⇒大球性正色素性貧血
● 巨赤芽球性貧血、肝障害に伴う貧血、急性出血、溶血性貧血など

赤血球恒数で何がわかる？

○赤血球恒数とは、赤血球が正常か異常かをみる指数です。

○平均赤血球容積（MCV）は、ヘマトクリット値（Ht）と赤血球数（RBC）から算出され、赤血球の平均的な大きさを示します。80〜100fLを正球性、79fL以下を小球性、101fL以上を大球性とし、大球性貧血か正球性貧血か小球性貧血かを鑑別します。

$$MCV（fL）＝Ht（％）÷RBC（100万／\mu L）×10$$

○MCH（平均赤血球色素量）は、ヘモグロビン（Hb）濃度と赤血球数（RBC）から算出され、赤血球内のHb含有量の平均値を示します。25.0pg以下が低色素性とされます。

$$MCH（pg）＝Hb（g/dL）÷RBC（100万／\mu L）×10$$

○平均赤血球色素濃度（MCHC）は、Ht値とHb濃度から算出され、赤血球容積のHb量の割合を示します。29.9％以下は低色素性で、通常は36％以上になることはありません。

$$MCHC（％）＝Hb（g/dL）÷Ht（％）×100$$

看護のポイント

●急性出血、多量出血によるショックや意識障害に注意します。

●急性の大量出血は、循環血液量が大きく失われますが、出血直後の赤血球数、Hb濃度、Ht値は「正常値」を示します。これは、血漿も一緒に失われるためです。出血後3時間ほど経つと貧血（データ）が明らかになりはじめ、血漿量が増加して循環血液量が回復し、2〜3日目に貧血が最も強くなります。

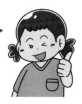

10 血液検査でわかること ⑤網状赤血球

網状赤血球って？

網状赤血球は、産生されてまもない赤血球で、成熟赤血球の前段階であるため、骨髄の産生能や赤血球造血状態を知るうえで有用な検査となります。

【 どうなると異常？ 】

基準値は、網状赤血球数比率が3～20‰、網状赤血球絶対数が4～8万/μL（目安）です。以下の原因（疾患）によって異常値を示します。

‰＝パーミル（千分率）で赤血球1000個中の割合を示します。

基準値より **高値** を示す場合
・溶血性貧血
・急性出血
・鉄欠乏性貧血の回復期
など

基準値より **低値** を示す場合
・再生不良性貧血
・急性白血病
など

網状赤血球で何がわかる？

○網状赤血球は割合よりも、絶対数で評価します。

○網状赤血球が10万/μLを超えていれば、骨髄での赤血球産生が亢進しており、急性出血や溶血性貧血など、貧血の原因を鑑別することができます。

○網状赤血球が低下する場合は、骨髄での赤血球産生が低下していることを意味します。

○出血や溶血により貧血がある場合は、生体防御反応で赤血球造血が亢進し、網状赤血球数も増加します。しかし、貧血があるのに網状赤血球数が増えていない場合は、赤血球造血になんらかの障害があると考えられます。

○逆に貧血がなくても、網状赤血球数が増加している場合は、潜在的な溶血があることが疑われます。

○抗がん薬投与の骨髄抑制が起きた場合、網状赤血球を調べることで、骨髄の回復状態を評価することができます。

看護のポイント

●再生不良性貧血や急性白血病などの患者さんに対しては、安静にし、なるべく酸素やエネルギーの消費を抑え、赤血球の破壊を抑制します。

●鉄欠乏性貧血の患者さんに対しては、鉄分などを多く含む食品を摂るように指導します。

●出血傾向のある患者さんに対しては、打撲や転倒など出血の予防を心がけましょう（出血した場合は止血を十分に行います）。

●溶血性貧血の患者さんは、掻痒感が出やすいため、皮膚・粘膜の清潔保持を図ります。

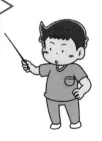

11 血液検査でわかること ⑥赤血球沈降速度(ESR)

検体検査

赤血球沈降速度って？

「血沈」または「赤沈」ともよばれ、炎症が起こっているかどうかを検索する代表的な検査法の1つです。1時間に赤血球がどれだけ沈降するかで、血液成分の異常や、炎症の程度を評価します。

【 どうなると異常？ 】

赤血球沈降速度の基準値は、男性2〜10mm/ 時間以下、女性3〜15mm/時間以下です。以下の原因(疾患)によって異常値を示します。

基準値より 高値 を示す場合

亢進

50mm/ 時間以下

- 急性・慢性感染症
- 悪性腫瘍
- 貧血
- 炎症性疾患
- 心筋梗塞
- ネフローゼ症候群
など

50〜100mm/ 時間

- 結核・敗血症・肺炎・胸膜炎などの重症感染症
- 全身性エリテマトーデス(SLE)
- 関節リウマチ
など

100mm/ 時間以上

- 多発性骨髄腫
- 原発性マクログロブリン血症
- Mタンパク血症
など

基準値より 低値 を示す場合

遅延

- 赤血球増加症
- 播種性血管内凝固症候群(DIC)
- 低フィブリノゲン血症
など

赤血球沈降速度で何がわかる？

○赤沈は主に血漿成分の増減を反映した検査で、関与する血漿成分はフィブリノゲンとグロブリンです。どちらも炎症時に増加し、急性炎症の診断や慢性炎症疾患、経過観察の指標となります。

○C反応性タンパク(CRP)の検査との併用で、疑われる疾患を絞ることができます。

○赤沈亢進でCRPが陰性の場合、貧血、Mタンパク血症、妊娠などが疑われます。

○赤沈遅延でCRPが高値の場合、DICや線溶亢進が疑われます。

○性差により、赤沈は女性の場合は男性よりわずかに速くなっています。新生児は遅延傾向で、高齢者は促進傾向にあります。

○赤沈は赤血球の状態にも関係し、貧血は亢進に働き、赤血球増加は遅延に働きます。

○不明熱でCRP陰性の場合、赤沈を行います。

看護のポイント

● バイタルサインなどの全身状態の観察とともに、発熱などの感染症状の有無を確認します。

● 妊娠していると週数が進むにつれて亢進するため、妊娠の有無と週数を確認します。

● 重症感染症や心筋梗塞、播種性血管内凝固症候群(DIC)の危険性があるため、各疾患の症状や徴候に注意します。

12 血液検査でわかること ⑦血小板数（PLT）

血小板数って？

　血球数検査（血球算定検査）の1つです。血小板の数を調べることで、出血傾向や止血機能の状態を推測し、疾患の鑑別を行います。

【 どうなると異常？ 】

　血小板数の基準値は、13〜37万/μLです。以下の原因（疾患）によって異常値を示します。

基準値より**高値**を示す場合
- ・本態性血小板血症
- ・真性多血症
- ・慢性骨髄性白血病
- ・脾臓摘出後
- など

基準値より**低値**を示す場合
- ・再生不良性貧血
- ・特発性血小板減少性紫斑病(ITP)
- ・造血器腫瘍
- ・肝硬変
- ・抗がん薬投与後
- ・播種性血管内凝固症候群(DIC)
- など

血小板数で何がわかる？

○血小板は、血管が破綻するとその部分に粘着し、さらに血小板凝集塊（血小板血栓）をつくることで、出血を止める働きをしています。

○血小板は一般的に2万/μL以下になると、出血傾向を示し、増加すると血栓傾向を起こす可能性があります。これらの傾向が認められた場合、スクリーニング検査として実施します。

○血小板減少の原因は、骨髄での産生が低下しているケース（再生不良性貧血）、血小板の破綻・消費が亢進しているケース（特発性血小板減少性紫斑病、DIC）、脾臓へのプールが増大しているケース、などがあります。

看護のポイント

●血小板数が1万/μL以下の場合で出血傾向のあるときは、緊急の対応が必要です。

●血小板が減少し、出血傾向が起こっている場合は、採血の際の刺入部を十分に止血します。患者さんには、打撲や外傷など、日常生活でけがをしないように注意を促します。

●血小板数が100万/μL以上と高値を示す場合は、血栓傾向を起こす危険性があるため、脳梗塞や心筋梗塞などの血栓症の有無を確認します。意識状態や麻痺、胸痛などの症状の出現に注意が必要です。

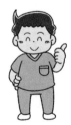

13 血液検査でわかること ⑧出血時間（BT）

出血時間って？

皮膚に切り傷をつけ、自然に止血するまでの時間を測定します。1次止血機能である血小板減少や血小板機能の低下をスクリーニングするために行われます。止血能をみる最も確実な検査です。

【 どうなると異常？ 】

出血時間の基準値は、耳たぶに穿刺するデューク（Duke）法だと1～3分、上腕を穿刺するアイビー（Ivy）法だと3～10分です。以下の原因（疾患）によって出血時間が延長・短縮します。

 基準値より **延長** を示す場合

- 血小板減少症（再生不良性貧血、急性白血病など）
- 血小板機能異常症（血小板無力症、尿毒症など）
- フォン・ヴィレブランド病
- 老人性紫斑
  など

 基準値より **短縮** を示す場合

- ほとんどが穿刺の際の創傷が小さすぎたため

出血時間で何がわかる？

○検査方法には「デューク法」と「アイビー法」の2つがあります。デューク法は、耳たぶに1mm程度の小さい傷をつけ出血させる方法で、わが国では主流となっています。アイビー法は、上腕や幼児の場合は足の母趾やかかとを使う方法で、欧米で多く行われています。

○出血時間は、1次止血（血小板が血管の損傷部位に粘着し、凝集塊（血栓）が損傷部位を防ぐこと）をトータルに観察することができます。

○血小板数の検査など、ほかの検査と同時に行うことで、血小板数が正常でも出血時間が延長している場合は、血小板の機能が低下していることがわかります。

看護のポイント

- 血小板凝集抑制薬や非ステロイド性抗炎症薬、免疫抑制薬などは止血機能に影響するため、服用の有無を確認します。
- 患者さんの過去の出血傾向の有無や止血困難の有無、また家族の出血傾向や止血困難の有無についても聴取します。
- 血小板数が1万/μL以下の患者さんの場合は検査に十分な注意を払い、検査後は止血を十分に行い、止血していることを確認します。

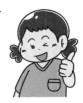

14 血液検査でわかること
⑨プロトロンビン時間(PT)

プロトロンビン時間って?

　試験管内において、血漿に生体内のときの血管外からの刺激と同様のもの(Caイオンと組織抽出成分を加える)を与えて、プロトロンビンがトロンビンとなり、そのトロンビンの刺激によりフィブリノゲンからフィブリンが形成される(凝固する)までの時間を測定します。

【 どうなると異常? 】

　プロトロンビン時間の基準値は、PT秒が正常対照±2秒以内(9～13秒程度)、PT活性%が70～140%、PT-INR 0.9～1.1です。以下の原因(疾患)によってプロトロンビン時間が延長・短縮します。

・先天性第Ⅰ・Ⅱ・Ⅴ・Ⅶ・Ⅹ因子欠乏
・肝機能障害(肝硬変、劇症肝炎など)
・ビタミンK欠乏症
・播種性血管内凝固症候群(DIC)
・異常蛋白血症
など

・血栓性静脈炎症
・妊娠
など

プロトロンビン時間で何がわかる?

○プロトロンビン時間(PT)は、被検血漿にPT試薬(組織トロンボプラスチンと塩化カルシウム)を加え、フィブリン析出するまでの時間を測定する検査です。

○検査結果の表示方法には、フィブリンが作られるまでの時間を秒単位で示すものと、健康な人と比べたプロトロンビンの働き具合(活性度)を%で示すものがあります。

○施設により検査値の格差が生じるために、それを解消する国際標準化比(INR)があり、主に抗凝固療法のモニタリングに用いられています。

○活性化部分トロンボプラスチン時間(APTT)と組み合わせて検査することで、凝固因子異常のスクリーニングを行うことができます。

看護のポイント

●止血困難や出血傾向がないか、出血斑や関節内出血などを観察します。

●ワルファリンカリウムなどの抗凝固薬の服用の有無を確認します。

●肝機能障害など、原疾患との関連を考慮し、それに伴う苦痛を緩和します。

●家族に出血傾向の人がいないかを聴取しておきます。

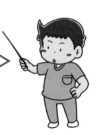

15 血液検査でわかること ⑩活性化部分トロンボプラスチン時間（APTT）

活性化部分トロンボプラスチン時間って？

　血管内からの刺激により血漿が凝固する能力をみる検査です。血友病のスクリーニング検査や、ヘパリン療法のモニタリングとしても用いられます。

【 どうなると異常？ 】

　活性化部分トロンボプラスチン時間の基準値は、25〜38秒です。以下の原因（疾患）によってトロンボプラスチン時間が延長・短縮します。

基準値より **延長** を示す場合

・血友病A（第Ⅷ因子欠乏症）
・血友病B（第Ⅸ因子欠乏症）
・先天性凝固因子（第Ⅶ、Ⅹ、Ⅸ、Ⅷ、Ⅴ、Ⅱ因子）欠乏症・異常症
・播種性血管内凝固症候群（DIC）
・重症肝障害
　など

活性化部分トロンボプラスチン時間で何がわかる？

○試験管内において、血漿に生体内のときの血管内からの刺激と同様のもの（Caイオンと部分トロンボプラスチンを加える）を与えると、プロトロンビンがトロンビンとなり、そのトロンビンの刺激によりフィブリノゲンからフィブリンが形成される（凝固する）までの時間を測定します。

○血友病などのように、内因系凝固因子が先天的に欠損している場合は時間が延長します。血友病などのスクリーニング検査として、測定されることが多くあります。

○外因系の凝固因子を調べるプロトロンビン時間（PT）と組み合わせて実施することで、凝固因子異常をスクリーニングすることができます。

看護のポイント

●出血斑などの表在的な出血のほか、関節内出血などはないかも観察します。

●出血時の応急処置ができるようになるとともに、患者さんが自分で出血を早期に発見できるように、観察方法を指導します。

16 血液検査でわかること ⑪フィブリノゲン（Fg）

フィブリノゲンって？

　血液凝固の第Ⅰ因子であるフィブリノゲンの量を測定することで、血液凝固能を評価したり、肝疾患の評価を行います。また、フィブリノゲンは代表的な急性反応性物質でもあるので、感染症などの炎症性疾患の評価を目的に行います。

【 どうなると異常？ 】

　フィブリノゲンの基準値は、150〜400mg/dLです。以下の原因（疾患）によって異常値を示します。

基準値より 高値 を示す場合
- ・感染症　　・悪性腫瘍
- ・脳血栓　　・脳塞栓
- ・心筋梗塞　・ネフローゼ症候群
- ・膠原病　　・妊娠
- など

基準値より 低値 を示す場合
- ・播種性血管内凝固症候群（DIC）
- ・重症肝障害　・悪性貧血
- ・白血病　　　・線溶性紫斑病
- ・無フィブリノゲン血症
- など

フィブリノゲンで何がわかる？

○フィブリノゲンは凝固過程の最終段階でトロンビンにより活性化され、凝固の最終産物のフィブリンを形成します。血液の凝固と止血作用にかかわっているため、60mg/dL以下になると出血傾向が現れ、凝固時間が延長します。

○700mg/dL以上の高値になると「血栓形成傾向」が認められます。そのため心筋梗塞や脳梗塞のリスクファクターと考えられています。

○フィブリノゲンは肝臓で産生されます。低下の場合は肝硬変や劇症肝炎などの重症肝障害が考えられます。

○フィブリノゲンは急性反応蛋白でもあります。DICなどの過剰なフィブリン形成による消費により低下します。

○線溶が亢進すればフィブリノゲンの分解も進み、血漿フィブリノゲンが減少します。

看護のポイント

●高値の場合は血栓形成傾向が起こります。バイタルサインをチェックし、胸痛や意識障害、運動障害の有無と程度を観察します。

●低値の場合は出血傾向が起こるため、止血困難や出血斑、全身性の出血はないか観察します。出血を伴う検査や処置を行った場合は、十分に止血します。

●妊娠時に数値が増加します。妊娠反応の有無を確認します。

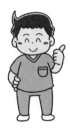

17 血液検査でわかること ⑫フィブリン・フィブリノゲン分解産物（FDP）

フィブリン・フィブリノゲン分解産物（FDP）って？

　FDPは血液凝固にかかわるフィブリンが分解されて生じる物質です。この数値を調べることで体内の線溶系の活性化の状況を把握し、DICや血栓症の診断に用います。

【 どうなると異常？ 】

　フィブリン・フィブリノゲン分解産物の基準値は、5.0μg/mL以下です。以下の原因（疾患）によって異常値を示します。

基準値より **高値** を示す場合

- ・播種性血管内凝固症候群（DIC）
- ・感染症
- ・血栓症
- ・塞栓症
- ・悪性腫瘍

- ・溶血性尿毒症症候群（HUS）
- ・1次線溶亢進
- ・2次線溶亢進
　　　　など

フィブリン・フィブリノゲン分解産物で何がわかる？

○線溶とは、線維素（フィブリン）溶解現象のこと。凝固とはフィブリノゲンがフィブリンになること。つまり凝固したフィブリンを溶かすのが、線溶系現象です。

○出血すると、その出血を止めるために血液凝固が起こります。その際、フィブリノゲンからつくられたフィブリンが覆って止血します。そのときに過剰にできた血栓を溶解する線維素溶解現象（線溶）によって生じるのがFDPです。

○FDPとは、フィブリノゲンが線溶現象により分解されたフィブリン分解産物と、フィブノゲリンがプラスミンにより分解された産物の総称です。

○血液中のFDPが高値ということは、線溶活性が異常に亢進しているか、血栓が生じていることが考えられます。とくに微小血栓が多発するDICの診断には欠かせない検査です。

看護のポイント

●体内のどこかで出血していないか、口腔内や皮下、血尿など、全身の出血状態を観察します。

●急激な血圧低下や意識レベルの低下など、ショック症状がないか、バイタルサインの変動に注意します。

●悪性腫瘍や肝疾患、腎疾患など、原疾患との関連を把握します。

●血小板の減少や出血時間の延長など、ほかの検査データを確認します。

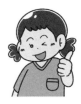

18 血液検査でわかること ⑬ Dダイマー

Dダイマーって？

　フィブリン(血栓)の分解産物FDPの1つであるDダイマーの値を測定することで、2次線溶が亢進しているかを確認するものです。DICや血栓症の診断や、治療過程の観察を行ううえで必要な検査です。

【 どうなると異常？ 】

　Dダイマーの基準値は、LPIA法だと1.0μg/mL 以下、ELISA法だと0.5μg/mL 以下です。以下の原因(疾患)によって異常値を示します。

基準値より **高値** を示す場合

- ・播種性血管内凝固症候群(DIC)
- ・感染症
- ・血栓症
- ・塞栓症
- ・悪性腫瘍
- ・溶血性尿毒症症候群(HUS)
- ・2次線溶亢進
  など

Dダイマーで何がわかる？

○Dダイマーとは、FDPの中で、とくにフィブリン分解産物のことをいいます。D分画が2つ連なった分子構造をしているために、このようによばれます。

○Dダイマーが高値を示している場合は、2次線溶が亢進している状態であり、血管内に血栓が存在していることを示しています。そのため血栓症や凝固亢進状態が起きていると考えられます。

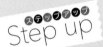

Step up　LPIA と ELISA

LPIA(Latex Photometric Immunoassay)法では、抗体をラテックス粒子に結合させた試薬を抗原物質と反応させて、ラテックス粒子の凝集したところを測定します。

ELISA（Enzyme-Linked Immuno Sorbent Assay）法では、抗体を酵素標識をした試薬を抗原物質と反応させて、吸光度を測定することで酵素活性を検出します。

どちらも抗原抗体反応を利用した検出方法ですが、検査法によって基準値が異なるので注意が必要です。

19 血液検査でわかること ⑭プラスミノゲン(PLG)

プラスミノゲンって？

フィブリン(血栓)を溶解するプラスミンの前駆物質であるプラスミノゲンを測定することで、体内での線溶活性を知ることができます。また、線溶系の疾患の指標に用いられます。

【 どうなると異常？ 】

プラスミノゲンの基準値は、75〜125％です。以下の原因(疾患)によって異常値を示します。

基準値より 高値 を示す場合
- 妊娠後期
- 炎症性疾患
- 悪性腫瘍
- 外傷
- ストレス
など

基準値より 低値 を示す場合
- 播種性血管内凝固症候群(DIC)
- 先天性プラスミノゲン欠乏症・異常症
- 線溶亢進症
- 急性心筋梗塞などの血栓症
- 肝硬変
- 肝がん
など

プラスミノゲンで何がわかる？

○プラスミンの前駆物質がプラスミノゲン(PLG)で、線溶が活性化している場合は、PLGが消費されるため、PLGの数値は低下します。

○プラスミノゲンは肝臓で合成されるため、肝臓の合成能が低下する肝硬変や肝がん、劇症肝炎などの肝障害などの場合、PLGの数値は低下します。

○プラスミノゲンは、慢性的な炎症がある場合には高値を示します。過去の手術歴や、疼痛や発熱の有無などを確認します。

○低値の場合はDICの可能性があるため、全身性の出血の有無やバイタルサイン、意識状態を観察します。

○血栓溶解薬の大量投与によっても、プラスミノゲンは低値を示すため、使用している場合は、出血を伴う検査や処置を行った後は十分に止血します。

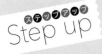

Step up 血栓溶解薬

血栓溶解薬は、心筋梗塞や脳梗塞などの原因となる血栓を溶かす薬です。
ウロキナーゼ（商品名：ウロナーゼ）の他に、組織プラスミノーゲンアクチベータ（t-PA）があります。
t-PAは血栓に吸着して作用するので、ウロキナーゼよりも効果が高いです。t-PAには、アルテプラーゼ（商品名：アクチバシン、グルトパ）、モンテプラーゼ（商品名：クリアクター）があります。

20 血液検査でわかること ⑮アンチトロンビン(AT)

アンチトロンビンって？

血液凝固の亢進状態を調べ、播種性血管内凝固症候群(DIC)や重症感染症の診断の指標に用いられます。

【どうなると異常？】

アンチトロンビンⅢの基準値は、81～123％(活性)です。以下の原因(疾患)によって異常値を示します。

基準値より**低値**を示す場合

- 播種性血管内凝固症候群(DIC)
- 先天性 AT Ⅲ欠乏症
- 肝機能不全
- 重症感染症
- ネフローゼ症候群
  など

アンチトロンビンで何がわかる？

○アンチトロンビン(AT)は、トロンビンやそのほかの活性化凝固因子と複合体をつくり、トロンビンの凝固活性を中和する糖蛋白質です。

○ATの低下で、体内での凝固系の働きを推定できます。

○AT低下には、先天性と後天性があり、先天性はAT欠乏症で、若年者の血栓症などの場合に疑い、測定します。

○後天性では、ATの産生低下による肝機能不全、漏出性低下によるネフローゼ症候群、消費性低下によるDICや重症感染症が疑われます。

看護のポイント

●DICや血栓症が疑われる場合は、出血斑や口腔内の出血、皮下出血、血尿など、全身の出血症状の有無を確認します。

●急激な血圧の低下がないか、ショック症状や意識レベルの変動を注意深く観察します。

●処置や採血後の止血を十分に行います。

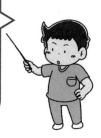

21 血液検査でわかること ⑯トロンビン・アンチトロンビンⅢ複合体(TAT)

トロンビン・アンチトロンビンⅢ複合体って？

　アンチトロンビンⅢ同様、血液凝固の亢進状態を調べ、播種性血管内凝固症候群(DIC)や重症感染症の診断の指標に用います。

【どうなると異常？】

　トロンビン・アンチトロンビンⅢ複合体の基準値は、3.2ng/mL以下です。以下の原因(疾患)によって異常値を示します。

 基準値より **高値** を示す場合

　・播種性血管内凝固症候群(DIC)
　・脳梗塞、肺梗塞などの血栓症
　・糖尿病
　・悪性腫瘍
　　など

トロンビン・アンチトロンビンⅢ複合体で何がわかる？

○トロンビンとは、フィブリノゲンをフィブリンに変える血液凝固因子の一種。アンチトロンビン(AT)は、トロンビンやそのほかの活性化凝固因子と複合体をつくり、トロンビンの凝固活性を中和する糖蛋白質です。

○TATが高値の場合は、トロンビン産生が亢進していることを意味し、凝固能亢進状態であることがわかります。DICの補助診断として有用です。

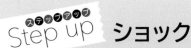 **Step up** ステップアップ

ショック

ショックは、「生体に対する侵襲あるいは侵襲に対する生体反応の結果、重要臓器の血流が維持できなくなり、細胞の代謝障害や臓器障害が起こり、生命の危機に至る急性の症候群」と定義され、大きく4つに分類されています。
　・循環血液量減少性ショック：出血性ショック、体液喪失
　・心原性ショック：心筋性ショック、機械性ショック、不整脈
　・血液分布異常性ショック：感染性ショック、アナフィラキシーショック、神経原性ショック
　・心外閉塞・拘束性ショック：心タンポナーデ、収縮性心筋炎、重症肺塞栓症、緊張性気胸
患者さんを見てショックに気づくためには、以下の5つの特徴を覚えておくと良いでしょう。
【ショックの5P】
　1. 皮膚・顔面蒼白（Pallor）　　2. 発汗・冷や汗（Perspiration）
　3. 肉体的・精神的虚脱（Prostration）　　4. 脈拍微弱（Pulselessness）
　5. 不十分な促迫呼吸（Pulmonary insufficiency）

22 尿検査①

検体の採尿方法

　尿検査のための採尿方法は数多く、採尿方法(検査前に外陰部を清拭したか、自然排尿か、カテーテルを介しての排尿かなど)や服用している薬剤による偽陽性・偽陰性の反応も少なくありません。

　したがって、検体がどのように採取され保存されたかを明確にしておくことが重要です。

採尿方法の種類・採尿方法

採尿方法の種類		採尿方法
自然尿	全尿(全部尿)	・蓄尿法により排泄されたすべての尿を用いる
	初尿	・排泄された最初の尿を用いる ・淋菌やクラミジアなどの検出に有効
	中間尿	・排泄された始めの尿や最後の尿を用いず，排泄途中の尿を用いる ・外尿道や腟由来の成分の混入を防ぐために一般的に用いられる ・尿の細菌検査を行う場合には，局所の清拭を行った後に中間尿の採取を行うと，汚染による影響を防ぐことができる
	杯分尿	・排尿時に，前半と後半で2つのコップに分けて尿を採取する ・尿路内における出血や炎症部位の推定に有効
カテーテル尿		・尿道から膀胱あるいは尿管にカテーテルを挿入して採取する ・自然な排尿が困難な場合や，微生物学的検査を目的としている場合に用いられる
膀胱穿刺尿		・膀胱穿刺により採取する ・自然な排尿が困難な場合や，微生物学的検査を目的としている場合に用いられる

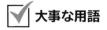
採尿時間による尿検体の種類

表：採尿時間の違いによる尿検体の種類

早朝尿（起床尿）	・就寝前に排尿し、起床後すぐに採取した尿。 ・尿中成分の多い濃縮された尿を得ることができる。 ・飲水や食事などの影響を受けにくい ・尿検査における一般的な採尿は、早朝第一尿の中間尿である。入院患者さんや学童集団検診などで用いられる。
随時尿	・任意の時間に採取した尿であり、外来時に採取される尿の多くが随時尿である。 ・早朝尿に比べると希釈されている場合が多く、尿中の成分は少なくなる。 ・患者さんに時間的制限がなく、また新鮮な尿を検査することができる。 ・負荷試験や希釈機能試験などで行われる
24時間蓄尿	・24時間の尿をすべて採取してためることで、1日の尿量測定や比重測定、クレアチニンや尿糖、ホルモンなどの正確な1日排泄量が測定できる。
空腹時尿	・食後4時間以上経過したときに一度排尿して捨て、その次に排尿したものを採取する ・糖尿病のスクリーニングに適する
食後尿	・食後2時間後に採尿する ・軽度の糖尿病の検査に適する

【 24時間蓄尿 】

　当日午前7時から翌朝午前7時までの24時間尿の採取では、開始時刻である午前7時に排尿した尿は捨てて次回の排尿から尿を採取します。排便時に出た尿も採取し、終了時刻である翌朝午前7時に出た尿も採取します。全量を測定した後、全尿を十分に撹拌してから一部を検体として採取し、臨床検査室に提出します。

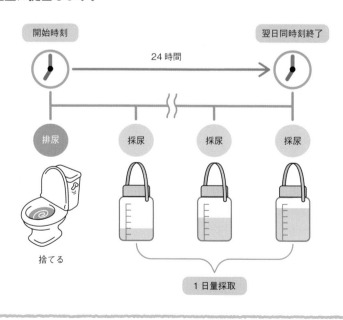

23 尿検査②

尿生成のしくみ

　体内を循環してきた血液の中には、末梢から回収してきた老廃物が多量に含まれています。血液が腎臓に流れ込むと、糸球体で老廃物や有害物質、余分な水などが濾過され、原尿（おしっこの元）がつくられます。原尿は1日あたり約150Lつくられますが、そのうちの99％は尿細管で再吸収を受けるため、尿として排泄されるのは1％程度となります。

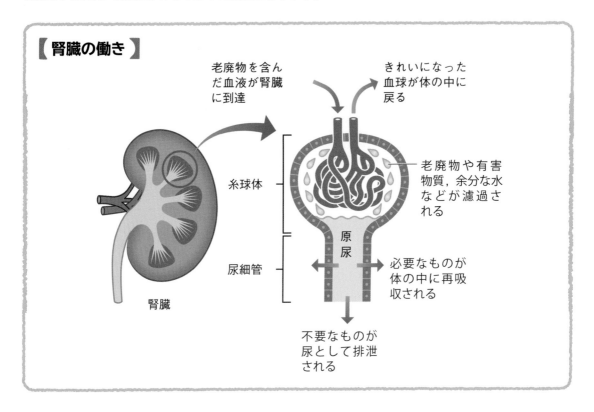

【 腎臓の働き 】

老廃物を含んだ血液が腎臓に到達

きれいになった血球が体の中に戻る

糸球体

老廃物や有害物質，余分な水などが濾過される

尿細管

原尿

必要なものが体の中に再吸収される

腎臓

不要なものが尿として排泄される

尿検査の目的

　尿は腎臓で生成・濃縮されるため、1日の尿量で腎臓の機能を予測することもできます。体内の水分量が少なくなると、腎臓で水分を排泄しないように調整するので、尿量は減少します。逆に体内の水分量が多い場合は、尿として排泄されます。

　疾病により、本来、尿中には含まれないものが現れてくるため、それらを検査することにより、体内の情報を得ることができます。また尿の成分は、血液成分をある程度反映するので、腎疾患以外の疾患のスクリーニング（選別）検査として応用できます。

　尿検査は、体に負担をかけることなく行うことのできる非侵襲的な検査です。

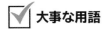
尿量とは

　尿量とは、1日(24時間)に排泄される尿の「全量」のことをいいます。尿量は、飲食物や発汗の程度により著しく変動しますが、健康な成人の1日の尿量は1,000～1,500mL/日です。

①多尿：2,000mL/日以上

②乏尿：400mL/日以下

③無尿：100mL/日以下

④頻尿：尿量自体の増加はなく、排泄回数のみが増えること

⑤尿閉：腎機能障害がなく、尿路の通過障害により尿の排泄が停止すること

尿検査の種類

　尿検査には、以下の4つがあります。

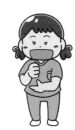

①定性検査：異常な成分の存在を調べる(陰性、陽性)

②定量検査：量・数を調べる

③細菌検査：細菌性尿路感染症の有無を判定する

④細胞診検査：尿中の細胞を顕微鏡で検査し、悪性細胞の有無を調べる

尿の混濁原因

　正常な尿の色調は、淡黄色～淡黄褐色です。これは、ウロクロム(ビリルビンに由来する)によるものであり、病的な着色物質や薬剤投与による着色尿との区別が必要です。なお、排尿直後の正常尿には、混濁はみられません。

　尿が混濁する原因としては、細菌や白血球の増加(膿尿、細菌尿)、血尿、乳び尿、塩類の増加、糞便の混入などがあります。尿を放置しておくと各種の塩類が析出して、混濁を生じるおそれがあるため、採尿時に確認しておく必要があります。

　主な尿の色調の種類とその原因は、以下のとおりです。

①水様～淡黄：希釈尿(多飲や尿崩症)

②濃黄～橙：濃縮尿、ビリルビン尿(軽度)、
　　　　　　ウロビリン尿(大量)など

③茶～黄褐：ビリルビン尿(大量)など

④赤～赤褐：血尿、ヘモグロビン尿、
　　　　　　ミオグロビン尿、ポルフィリン尿など

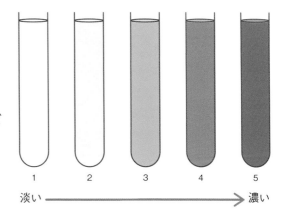

24 尿検査でわかること ①尿量・尿色

尿量・尿色って？

　1日(24時間)の尿量、排尿回数、尿の色、浮遊物、沈殿物をみることで、腎機能や尿路、水分出納に異常がないかを調べる検査です。

【 どうなると異常？ 】

　基準値は、尿量が1,000〜1,500mL/日で、尿色が透明な淡黄色〜黄褐色となります。以下の原因(疾患)によって異常値を示します。

尿量	・多尿⇒糖尿病　尿崩症　萎縮腎　アミロイド腎　低カリウム症高カルシウム血症　など ・無尿⇒腎炎・ネフローゼ症候群などの重症時　結石・腫瘍などによる尿路閉鎖　不適合輸血　ショック　など ・乏尿⇒急性腎炎　ネフローゼ症候群　腎不全無尿期　心不全　急性熱性疾患　高度の嘔吐　発汗下痢　など ・尿閉⇒前立腺肥大　膀胱・尿管腫瘍　結石症　尿管屈曲　など
尿色	・無色⇒糖尿病　尿崩症　など ・淡色⇒腎臓疾患　急性腎不全　心因性多尿　など ・水様〜淡黄色⇒希釈尿　など ・白濁⇒腎臓・尿路感染症　など ・緑黄色⇒肝臓・胆の疾患　など ・茶褐色〜暗赤色⇒血尿　ミオグロビン尿　ポルフィリン尿　ヘモグロビン尿　など ・暗褐〜黒色⇒メラニン尿　アルカプトン尿　血尿　ヘモグロビン尿　ミオグロビン尿　など ・茶褐色⇒肝臓疾患　など

尿量・尿色で何がわかる？

○尿は腎臓で生成・濃縮されるため、1日の尿量で腎臓の機能を予測することができます。

○体内の水分が少ない場合、腎臓では水分を排泄しないように調節され、尿量は減少します。逆に水分量が多くなると、尿として排泄されます。

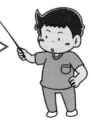

看護のポイント
- ●検尿は最も侵襲のない検査です。
- ●尿量は飲水量、発汗量と照合します。

25 尿検査でわかること ②尿比重

尿比重って？

尿中に含まれる物質（尿素・食塩・蛋白・糖など）の比重を測ることで、腎臓の尿の希釈・濃縮力の指標を検査します。また、脱水状態か水分過剰摂取か、異常物質の排泄がないかを尿比重から知ることができます。

【 どうなると異常？ 】

尿比重の基準値は、1.015～1.030です。以下の原因（疾患）によって異常値を示します。

基準値より **高値** を示す場合

高比重尿(1.030以上)
・水分摂取制限
・高張液輸液後
・脱水症
・腎不全無尿症
　など

基準値より **低値** を示す場合

低比重尿(1.010以下)
・水分大量摂取
・利尿薬投与
・尿崩症
・腎不全利尿期
・腎盂腎炎
　など

尿比重で何がわかる？

○腎臓は、水分の摂取量により尿の希釈と濃縮の調節を行います。そのため健常者では、水を大量に摂取した場合、尿は希釈されるために尿比重は低下し、水分摂取量が少ない場合は高くなります。したがって、尿量と尿比重は反比例します。

○脱水状態の場合、水分を必要以上に排出しないように腎臓が調節しているため、濃縮尿となり、比重は高くなります。

○腎臓に障害がある場合、一般的に濃縮力は低下し低比重となり、尿量も少なくなります。

○希釈・濃縮の調節は、主に下垂体後葉ホルモンの1つのADH（抗利尿ホルモン）が腎臓に作用して行われます。ADH分泌不全、ADH不応性の尿崩症では、尿の濃縮が起こらずに低比重となり、尿細管の再吸収機能が低下し、多尿となります。

看護のポイント

●尿比重は水分の摂取量により変動するため、必ず尿量との関連や水分摂取、水分出納バランスを確認します。

●尿の溶存物質である尿蛋白や尿糖も併せて確認します。

●造影剤や抗菌薬、血漿増量剤などが尿中に存在することにより、高値を示すこともあり、また、利尿薬の使用で低値となるため注意が必要です。

●患者さんには検査前や検査中の水分摂取について、しっかり説明することが重要です。

尿pHって?

　尿が酸性かアルカリ性であるかを調べることで、腎臓などの尿路の異常がわかります。また、酸塩基平衡の状態を大まかに把握することができます。

【 どうなると異常? 】

　尿pHの基準値は、5.0〜8.5です。以下の原因(疾患)によって異常値を示します。

アルカリ性尿	酸性尿
・代謝性アルカローシス ・呼吸性アルカローシス ・アルカリ性食品の摂取 ・薬物の投与・摂取 ・尿路の細菌感染症 　など	・代謝性アシドーシス ・呼吸性アシドーシス ・腎尿細管性アシドーシス ・酸性食品の摂取 ・薬物の投与・摂取 　など

尿pHで何がわかる?

○体内のpHの影響を受けます。体内のpHが酸性傾向のコントロール不良の糖尿病、飢餓、乳酸蓄積状態では尿pHも酸性傾向(pH↓)となります。低換気状態(呼吸性アシドーシス:pH↓)でも尿pHは酸性傾向(pH↓)となります。

看護のポイント

●尿pHは生理的変動が大きいため、血液ガスや尿電解質などの検査や、症状などと組み合わせて観察することが大切です。

●尿路感染の有無や、検査値に影響するような服用薬を把握し、患者さんに服用中の薬剤を確認します。

●食後1時間以内ではアルカリ性となります。摂取した食物や運動などによっても、値は変動します。植物性食品(野菜・果物類)の多量摂取ではアルカリ性に傾き、動物性食品(肉類)の多量摂取では酸性に傾きます。また、激しい運動後、睡眠中は換気が低下し、二酸化炭素が蓄積されるために酸性に傾きます。そのため、検査前にこれらのことを患者さんに確認しておくことが重要です。

●尿路結石症の治療において、結石を溶解するために、薬剤や食事などにより、尿pHをアルカリ性に誘導する場合もあります。

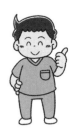

27 尿検査でわかること ④尿蛋白

尿蛋白って?

血液中の蛋白質は、腎臓の糸球体で濾過後、その多くは尿細管で再吸収され、わずかな量が尿中に排泄されています。そのため、一定量以上の蛋白質が尿中から検出されると、腎機能に異常があると考えられます。

【 どうなると異常? 】

尿蛋白の基準値は、定性が陰性(-)で、定量が10~100mg/1日尿となります。以下の原因(疾患)によって異常値を示します。

陽性
- 生理的尿蛋白尿⇒起立性 一過性(発熱、入浴後、激しい運動後)など
- 病的尿蛋白尿⇒糸球体腎炎 IgA腎症 ネフローゼ症候群 腎硬化症 腎盂腎炎 腎結核 腎尿細管障害 糖尿病性腎症ループス腎炎 下部尿路の出血・炎症・浮腫 など

尿蛋白で何がわかる?

○蛋白質の過剰生成や過剰分泌が原因で高値となることもあります。肝臓に由来する糖蛋白など、検出される蛋白質の種類により、原因が推測できます。

○糸球体のろ過機能低下による「糸球体性蛋白尿」は、糸球体基底膜のふるいの目が粗くなるために、血清蛋白が多量に洩れ出すことで起こります。

○腎臓の尿細管上皮の病変があり、蛋白質が再吸収されずに尿に取り残される場合を「尿細管性蛋白尿(尿中 β_2 ミクログロブリンなど)」といいます。

○腎臓そのものに異変がない腎前性蛋白尿は、肝臓に由来する糖蛋白、低分子蛋白質などです。 腎臓には異常がないという意味で「腎前性」という言葉を使います。

○また、溶血が原因で起こるヘモグロビン尿、骨格筋の障害があるときにみられるミオグロビン尿があります。

看護のポイント

- 起立時や激しい運動時、発熱時、月経前、食後など、健常者でもみられる一過性の蛋白尿もあるため、患者さんの状態を把握し、病的な蛋白尿と生理的蛋白尿の区別が大切です。
- 尿蛋白は持続的に出るとは限らないので、また偽陽性や偽陰性もあるため、必要に応じて再検査を行います。

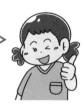

Step up ステップアップ 蛋白尿の原因

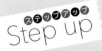

健常者でも一定量の蛋白質は検出される。一定量を超えると病的状態を疑う。発熱、運動直後、過度の運動後でも陽性になることがある。蛋白尿の原因は以下の3種類に大別される。

①腎前性蛋白尿:血清中の蛋白質が増加(多発性骨髄腫、筋挫滅)によるもの
②腎性蛋白尿:腎臓の異常によるもので、糸球体性異常、尿細管異常がある
③腎後性蛋白尿:尿管、膀胱、尿道障害(尿路炎症、尿路結石)によるもの

28 尿検査でわかること ⑤尿糖

尿糖って?

　尿中のブドウ糖の有無や含有量を調べることで、糖尿病のスクリーニングを行う検査です。また、腎性糖尿の補助診断としても用いられます。

【 どうなると異常? 】

　尿糖の基準値は、定性が陰性(−)で、定量が200mg/1日尿前後となります。以下の原因(疾患)によって異常値を示します。

陽性	血糖も高値のとき		血糖は正常なとき
	・糖尿病	・肝疾患	・腎性糖尿
	・下垂体機能亢進症	・中枢神経疾患	
	・甲状腺機能亢進症	・など	
	・副腎機能亢進症		

尿糖で何がわかる?

○血液中の糖(グルコース)は、腎臓の糸球体での濾過後、約95%が尿細管で再吸収されます。しかし、糖の再吸収能力には限りがあり(糖排泄閾値)、血糖値が180mg/Lを超えると、吸収できずに尿中に排泄されるため、尿糖が高い場合には糖尿病を疑います。

○動脈硬化を伴った糖尿病の場合、腎臓の糖排泄閾値が高くなるため、起床直後の血糖値が高くても、尿糖は高値を示さないことがあります(とくに早朝尿の場合)。

○糸球体の再吸収能力が低下した場合、血糖値が正常範囲でも糖が検出されます。これを「腎性糖尿」といいます。

○起床直後は血糖レベルが最も低いことから糖が検出されにくいため、尿糖が高値であれば糖尿病である可能性が高くなります。食後2時間の尿は、血糖レベルが最も上がるため、糖が検出されやすくなります。

看護のポイント

●糖分の多い食品を過剰摂取した場合も尿糖は検出されるので、患者さんに確認します。

●糖尿病の診断は尿糖だけでなく、血糖やブドウ糖負荷試験、ヘモグロビンA1c検査などから総合的に行います。

●腎性糖尿は糖尿病に移行する場合があるため、経過に注意が必要です。

●口渇、多飲、体重減少、倦怠感などの糖尿病の随伴症状に注意します。

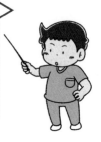

29 尿検査でわかること ⑥亜硝酸塩

亜硝酸塩って？

亜硝酸塩の測定は、尿中細菌の有無、尿路感染症のスクリーニングとして有用な検査です。

どうなると異常？

亜硝酸塩の基準値は、陰性(−)となります。尿路感染によって陽性(＋)となります。

亜硝酸塩で何がわかる？

○尿中に細菌が繁殖している膀胱炎などでは、硝酸塩は細菌により亜硝酸塩へと変化するため、尿中の亜硝酸塩の有無から尿路感染症であるかがわかります。

○尿中の白血球や尿沈渣の結果を踏まえて、総合的に判断します。

○細菌が硝酸塩を亜硝酸塩に還元するためには4時間以上が必要となります。膀胱内にて停滞している時間が短い場合(4時間以内)は陽性にならないことがあります。

○絶食状態では、硝酸塩が尿中に存在しないため、陰性になることがあります。

看護のポイント

●早朝尿の指示がある場合は、起床第一尿を採取するよう伝えます。

●尿量不足の場合は採り直しが必要となることも伝えます。

Step up 尿路感染症

尿路感染症とは、尿の通り道で起こる感染症で、腎盂腎炎、膀胱炎、尿道炎、前立腺炎があります。治療する上では、どこで感染が起こっているのかが重要なので、必要に応じて超音波検査やCT検査なども行います。また、感染している細菌を同定するために、塗抹検査や培養検査を行います。

尿路感染症の原因菌は主に、ブドウ球菌、腸球菌、レンサ球菌、大腸菌、肺炎桿菌、緑膿菌、淋菌、結核菌などがあります。

30 尿検査でわかること ⑦ケトン体

ケトン体って?

　糖の代替エネルギーであるケトン体の尿中の存在を確認することで、糖尿病のスクリーニング検査や糖尿病の治療効果の指標となります。内科領域で広く実施される検査です。

【 どうなると異常? 】

　ケトン体の基準値は、2.0mg/dL以下で陰性(－)となります。以下の原因(疾患)によって陽性(＋)を示します。

陽性	・糖尿病 ・腎性糖尿 ・飢餓状態 ・甲状腺機能亢進症	・発熱 ・妊娠 など

ケトン体で何がわかる?

○ケトン体とはアセト酢酸、β-ヒドロキシ酪酸、アセトンの総称で、検査では主にアセト酢酸が測定されます。

○ケトン体はエネルギー源のブドウ糖が不足したり、糖代謝に異常があった場合、代替エネルギー源として、脂肪酸をβ酸化して産生されます。

○妊娠高血圧症候群や、小児の高度の嘔吐・下痢による脱水、甲状腺機能亢進症などの代謝亢進によっても高値を示します。

○ケトン体が高値を示す場合は、糖尿病性ケトアシドーシスである可能性が高いと考えられます。その場合、糖尿病昏睡に陥る危険性があります。

看護のポイント

●過度の空腹時や、激しい運動後に高値を示す場合もあります。また、脂肪食の過剰摂取や脱水症など、食事の摂取状況の影響を受けるため、患者さんに食事や水分摂取状況、運動などについて確認が必要です。

●セフェム系抗菌薬で偽陽性を示すこともあるため、患者さんに服用薬剤を確認します。

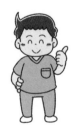

31 尿検査でわかること ⑧ビリルビン、ウロビリノゲン

ビリルビン、ウロビリノゲンって？

　尿中のビリルビン、ウロビリノゲンを調べることで、肝臓・胆道系疾患のスクリーニングを行います。また、これらの検査値は経過観察にも用いられます。

【 どうなると異常？ 】

　ビリルビンの基準値は、定性が陰性（−）となります。ウロビリノゲンの基準値は、定性が弱陽性（±）または1日当たり0.5〜2.0mgとなります。以下の原因（疾患）によって異常値を示します。

ビリルビン陽性	ウロビリノゲン陽性	ウロビリノゲン陰性
・肝炎 ・肝硬変 ・肝がん ・結石 ・胆嚢炎 ・膵頭部腫瘍 ・体質性黄疸 など	・赤血球崩壊亢進症 ・便秘 ・腹部術後 ・肝硬変 ・急性肝炎初期と回復期 など	・胆石 ・胆道系腫瘍 ・肝内胆汁うっ滞 ・重症肝炎 ・抗菌薬の大量服用 ・下痢　・ループス腎炎 ・結石　・炎症 ・外傷　・腫瘍 など

ビリルビン・ウロビリノゲンで何がわかる？

〇ウロビリノゲンはビリルビンの代謝産物です。

〇赤血球中のヘモグロビンが脾臓や骨髄などで破壊され、肝臓で直接（抱合型）ビリルビンとなり、胆汁に入り胆道を経て十二指腸に排泄されます。

〇胆汁の十二指腸への排泄が障害される肝炎や閉塞性黄疸では、肝内毛細胆管内に胆汁がうっ滞し、直接（抱合型）ビリルビンが血液中に入り、腎臓の排泄閾値を超えると尿中に排泄されます。そのため、尿中ビリルビンが陽性となります。

〇胆汁から排泄された直接（抱合型）ビリルビンは、腸内細菌によりウロビリノゲンとなります。その大部分は便中に排泄されますが、一部は腸管で血液中に再吸収され、腎臓より排泄されます。

〇肝機能障害があるとビリルビン量も増え、結果的に腸管より再吸収されます。さらにウロビリノゲンも増加し、尿中に大量に排泄されます。

〇胆石などの胆道閉塞では、ビリルビンを含む胆汁が腸に排泄されないため、ウロビリノゲンが生成されず、ウロビリノゲンが陰性となり、反対に尿中ビリルビンは陽性となります。

看護のポイント

●健常人でも、微量のビリルビンとウロビリノゲンは尿中に排泄されます。ウロビリノゲンは、疲労や飲酒、発熱などで増加することがあります。また、日内変動も大きいことに注意します。

●尿の色はビリルビンを含むと深黄褐色となり、振ると泡も黄色になるという特性をもちます（黄疸尿）。

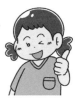

32 尿検査でわかること ⑨尿潜血反応

尿潜血反応って？

尿のろ過臓器に異常があると、尿中に混入する赤血球、ヘモグロビン、ミオグロビンを調べることで、慢性腎炎や泌尿器系腫瘍、結石、溶血性疾患のスクリーニング検査を行います。

【 どうなると異常？ 】

尿潜血の基準値は、定性が陰性（−）となります。以下の原因（疾患）によって陽性（＋）を示します。なお尿潜血の陽性は、腎尿路疾患を疑わせる指標です（※）。

陽性	血尿	ヘモグロビン尿	ミオグロビン尿
	・急性糸球体腎炎 （とくに溶連菌感染症後糸球体腎炎） ・膀胱炎 ・IgA腎症 ・ループス腎炎 ・結石　・炎症 ・外傷　・腫瘍 など	・不適合輸血 ・溶血性貧血 ・播種性血管内凝固症候群（DIC） ・重度の熱傷 など	・骨格筋崩壊 ・心筋梗塞 など

（※）腎性：糸球体性血尿（糸球体性腎炎、ネフローゼ症候群）と非糸球体性血尿（腎結石、腎がん、腎外傷、腎梗塞）

　　尿路（尿管・膀胱・尿道）性：尿管・膀胱・尿道の結石、尿管・膀胱・尿道の腫瘍、外傷、炎症、前立腺肥大、前立腺がんなど

尿潜血反応で何がわかる？

○腎臓、尿管、膀胱などの尿路に異常があると尿に血液が混入する場合があり、これを「血尿」といい、尿潜血反応は陽性を示します。

○赤～赤褐色尿で、目で見て明らかに血尿がわかる場合を「肉眼的血尿」といいます。それに対し、尿潜血は「顕微鏡的血尿」といい、通常、肉眼的血尿が認められないときに行われます。

○血管内溶血により出現したヘモグロビンが尿中に現れることがあり、これを「ヘモグロビン尿」といいます。溶血性貧血、不適合輸血（急性期）、播種性血管内凝固症候群（DIC）の急性期で陽性となります。

○心筋梗塞や外傷による筋肉の損傷で、心筋と骨格筋中の酵素結合蛋白であるミオグロビンが尿中に漏出するため陽性となります。これを「ミオグロビン尿」といいます。

看護のポイント

●尿潜血が陽性の場合、尿沈渣検査を行います。潜血反応が陽性でも、尿沈渣で赤血球の存在が認められない場合、ヘモグロビンもしくはミオグロビンが尿中に漏出している可能性があります。

●腹部X線検査、腹部超音波検査を行い、腎、尿管、膀胱などの病変を検索します。慢性腎臓病（CKD）の場合、尿蛋白と血尿が検出されれば、糸球体腎炎の可能性が高いと考えられます。

●女性の場合は月経血が混入し、陽性となる場合があるため、生理中、生理後（1～2日）の検査実施を避けます。

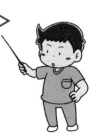

33 尿検査でわかること ⑩尿沈渣

尿沈渣って？

　尿を遠心して得られる沈殿物を顕微鏡で調べることで、有形成分の種類や数、形状などから、腎・尿路疾患の診断や経過観察に用いられます。主に尿蛋白、尿潜血が陽性の場合に実施されます。

【どうなると異常？】

　尿沈渣の基準値は、赤血球が1/HPF以下、白血球が男性だと1/HPF以下、女性だと5/HPF以下となります（※HPFは顕微鏡下の400倍での1視野に見えた細胞の数）。以下の原因（疾患）によって異常値を示します。

基準値より **高値** を示す場合

赤血球
・均一赤血球⇒炎症、結石、腫瘍、外傷　など
・変形赤血球⇒腎炎、IgA腎症　など

白血球
・好中球⇒尿路の感染、炎症、腫瘍、結石　など
・好酸球⇒間質性腎炎、アレルギー性膀胱炎　など
・リンパ球⇒慢性感染症、腎炎、乳び尿　など
・単球⇒慢性感染症、薬物性障害　など

尿沈渣で何がわかる？

○尿沈渣でみられる有形成分は、血球成分（赤血球・白血球）、上皮細胞、各種円柱、細菌、結晶、酵母、寄生虫などです。それらの有形成分の有無や量をみることで、腎・尿路系の障害の原因や程度などを推定します。

○尿沈渣中の赤血球は血尿を示し、赤血球に特有な形状がみられる「変形赤血球」は糸球体の病変を示します。通常の赤血球は「均一赤血球」とよばれ、これらが検出されると、糸球体の病変以外の原因がある可能性が高いと考えられます。

○尿中の白血球は、腎・尿路系に炎症性病変があることを示します。したがって、膀胱炎の場合は、尿沈渣で白血球や細菌の存在が確認できます。

○異形細胞が検出された場合、腎・尿路系の腫瘍を疑います。

看護のポイント

●尿蛋白、尿糖、尿pH、尿潜血などの結果を併せてみます。
●尿の外見だけでは尿沈渣成分はわかりません。たとえば、濁っていない尿でも尿沈渣では病的な成分が検出されることがあります。また、混濁尿の場合でも、病的ではない結晶成分しか検出されないことがあるので注意が必要です。
●採尿時は外尿道口からの細菌の混入を防ぐため陰部を十分に清拭し、中間尿を採取します。
●月経時は沈渣成分に影響するため、月経時は検査実施を避けます。

34 便検査

便の性状

便は、体の調子を判断する身近なものです。

成人の正常な便は有形軟便で、色は胆汁に含まれるビリルビンが腸内で変化したウロビリノゲンなどにより黄褐色になります。

便の性状の観察は、疾患の発見に重要です。

便の性状から考えられる疾患とその原因

性状	考えられる主な病態・疾患	原因
白色便	閉塞性黄疸	・閉塞性黄疸では胆汁が腸内に流れないため、便に色がつかず白い便となる
タール便（黒色便）	上部消化管出血	・胃や十二指腸から相当出血しているときにみられる特徴的な黒っぽい便で、胃酸と血液が混合することで生じる。黒色便ともいわれる
粘血便	下部消化管出血	・暗赤色の血便に粘液が混じっている便 ・大腸からの出血、潰瘍性大腸炎、薬剤による大腸炎などが疑われる
水様便	急性腸炎	・水分を多く含んだ塊のない水のような便

便検査の種類

便を用いた検査は、①便潜血検査、②寄生虫・原虫検査、③培養検査に大別されます。

①便潜血検査：糞便中に含まれる血液のヘモグロビンの化学作用や抗原性を利用して消化管出血の有無を調べる

②寄生虫・虫卵検査：糞便中から虫体や虫卵、原虫嚢子などを直接検出する

③培養検査：持続性または重症な下痢の場合に病原微生物の検査として行われる

便検査の種類と目的

種類	原因
便潜血検査	・消化管出血の検出（とくに大腸の出血の検出に有効） ・消化器におけるがんや潰瘍などの消化器病の発見（とくに大腸がんや、その前駆症である大腸ポリープのスクリーニング検査として重要）
寄生虫・虫卵検査	・マラリア、赤痢アメーバ、アニサキス症、ランブル鞭毛虫、犬回虫症などの原因寄
培養検査	・持続性または重症の下痢の場合に病原微生物の検査として行われる

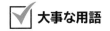
検体の取り扱い

　便の中には、腸内細菌、各種プロテアーゼなどが存在しているので、採便容器内でもヘモグロビンは分解・変性していきます。そのため、その日のうちに検出を実施します。

　採取した便の保存期間は、容器に入れてから4℃で1週間です。

　間欠的な出血や少量の出血では、便中に均等に血液が混入しているわけではないため、2日間以上の連続検査を行います。

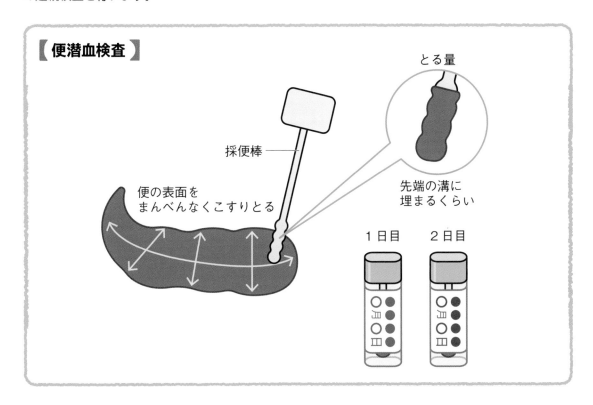

【 便潜血検査 】

とる量

採便棒

便の表面を
まんべんなくこすりとる

先端の溝に
埋まるくらい

1日目　　2日目

患者さん自身で採便する場合の注意点

①なるべく新しい便を採取し、提出してもらう

②便が洗浄水や尿に浸からないよう工夫する(採便専用シートの利用など)

③便の量が多すぎても少なすぎても正しく検査できないため、適量(検体提出の場合は、溝が埋まる程度)を採取する

④採取した便は1回分だけを容器に入れ、キャップをしっかり閉める

⑤容器内に水を加えたり、中の液体を捨てたりしない

⑥月経中は採便を行わない(女性の場合)

⑦採便後に提出するまで時間がかかってしまう場合は、容器を冷暗所に保存してもらう

⑧ラベルに氏名と採便日時を記入する

35 便検査でわかること ①便潜血反応

便潜血反応って？

便中に含まれる血液から、消化管出血の有無を調べる検査です。とくに近年、大腸がんのスクリーニング検査として行われています。主に化学的便潜血検査(化学法)と免疫学的便潜血検査(免疫法)の検査方法がありますが、最近では免疫法が主流です。

【 どうなると異常？ 】

便潜血の基準値は、定性が陰性(－)となります。以下の原因(疾患)によって陽性を示します。

陽性

免疫学的便潜血検査
(便中ヒトヘモグロビン検査)
・陽性⇒下部消化管出血
・偽陰性⇒上部消化管出血、
　　トイレ洗浄剤の混入　など

化学的便潜血検査
(グアヤック法、オルトトリジン法)
・陽性⇒上部消化管出血、下部消化管出血
・偽陽性⇒動物性タンパク質、生鮮野菜摂取、
　　薬物服用　など

便潜血反応で何がわかる？

○消化管の管腔側から出血すると、便の中に血液が混入します。出血が多い場合には、肉眼的血便(タール便、暗赤色・鮮紅色の顕血便)となりますが、出血が少量の場合には肉眼的に変化はほとんどみられません。

○便の潜血反応を行うことで、消化管出血の有無を確認します。

○炎症性の腸疾患や、痔核や裂肛などの肛門の炎症でも陽性となる場合があります。

○化学的便潜血検査(化学法、グアヤック法、オルトトリジン法)は、便中の血液成分の反応を利用するため、食事などが影響して偽陽性になりやすくなります。

○便中のヒトヘモグロビンに特異的に反応を示す免疫学的便潜血検査(免疫法)が、最近では主流となっています。

○上部消化管出血の場合は、胃酸や蛋白分解酵素などでヘモグロビンが変性・分解されてしまうため、検出が難しくなります。

看護のポイント

●肉眼でも便の性状を確認し、痔や月経などによる血液の混入に注意します。

●早期のがんでは継続的に出血しないため、連続2〜3回検査したほうが検出率は高くなります。また、採取した範囲外の便に血液が含まれている可能性もあります。他の所見で疑いがある場合は、反復検査を行います。

●免疫法では、トイレ洗浄剤などで偽陰性になることがあるため、便の採取方法に注意します。便潜血反応陽性の場合、内視鏡などによる消化器疾患の検索を行います。

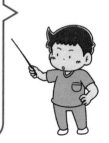

36 便検査でわかること ②寄生虫・虫卵検査

寄生虫・虫卵検査って？

　寄生虫感染を調べる検査です。便中の寄生虫卵や虫体を顕微鏡で検出し、判定します。寄生虫の種類により、実施される検査法が異なります。

【 どうなると異常？ 】

　尿潜血の基準値は、定性が陰性（－）となります。以下の原因（疾患）によって陽性（＋）を示します。

陽性 ・腸管寄生虫　・赤痢アメーバ　・ジアルジア症　・アメーバ症　など

寄生虫・虫卵検査で何がわかる？

○寄生虫が消化管に寄生し産卵すると、便中に虫卵が排泄されます。寄生虫の種類により、適した検査法があります。

○米粒大の便を顕微鏡で調べる直接塗抹法は、産卵数が多い回虫卵の検出に適しています。

○産卵数が少ないと考えられる場合、また、産卵数の少ない寄生虫卵（鞭虫卵、吸虫卵、鉤虫卵、東洋毛様線虫など）の場合は、集卵法を用います。

○ぎょう虫は肛門周囲に産卵するため、ぎょう虫卵の検出にはセロファンテープ法がよく用いられています。

○アメーバ赤痢をひき起こすアメーバ原虫が糞便から検出された場合、赤痢アメーバやアメーバ症に感染している可能性が高いと考えられます。

看護のポイント

●寄生虫感染では、消化器系障害や神経障害などがみられます。時に重篤な症状を引き起こすことがあるので、症状の出現に注意しましょう。

●適切な検査を行うため、海外渡航歴の有無や渡航先、食事内容、飼育しているペットなどの情報を収集しておきます。

●熱帯地域など、腸管寄生虫病が蔓延している地域に滞在後、下痢や粘血便などの症状がみられた場合は、アメーバ原虫の感染を疑います。

●水様性下痢便を繰り返している場合は、性感染による赤痢アメーバの可能性もあります。

●家族が感染している可能性があるため、家族にも検査を勧めましょう。

37 便検査でわかること ③便性状

便性状って？

　便の形や硬さ、色調などを観察し、消化管の疾患を推定します。食物を摂取し、排泄されるまでの腸管の消化・吸収・分泌の状態などが反映されます。

【 どうなると異常？ 】

　便性状は、形・硬さは固形便が正常であり、色調は黄褐色（正常便）、褐色（正常便：肉食が多いとき）、黄緑色（正常便：菜食が多いとき）が基準となります。便性状が異常な場合は、以下の原因（疾患）が考えられます。

形・硬さ
- 下痢便⇒腸管の蠕動亢進、炎症により水分の吸収が不十分なとき　など
- 水様便⇒腸管の蠕動亢進、継続する場合は、寄生虫などの可能性　など
- 硬便⇒便秘
- 兎糞便⇒便秘
- 変形便⇒下部消化管の痙攣、がんの狭窄時　など

色調
- 黄色⇒下痢便、脂肪便、薬物服用　など
- 緑色⇒下痢便、大量の葉緑素食品摂取　など
- 黒色⇒消化管出血、鉄剤の服用　など
- 黒色のタール便⇒上部消化管出血、小腸の出血　など
- 赤色⇒下部消化管出血　など
- 灰白色⇒胆道閉塞、バリウムの服用　など
- 灰白色で軟便⇒脂肪便：胆汁排泄不足による脂肪の消化の障害など

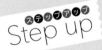

Step up　赤ちゃんの便

赤ちゃんの便の性状は成人のものとは異なります。母乳を飲んでいる赤ちゃんの便はマスタード色の軟便、ミルクを飲んでいる赤ちゃんの便はペースト状で黄色、茶色、緑色の便です。離乳食を始めると、便の性状が変わっていき、固く茶色くなっていきます。赤ちゃんの胃腸はまだ機能していないため、食物の残渣がそのまま出てくることもあります。

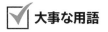

大事な用語

▶固形便　下痢便　水様便　硬便　兎糞便　変形便　アメーバ赤痢　コレラ

便性状で何がわかる？

○正常な便は黄褐色の有形便で臭気は強くないが、さまざまな要因で便の性状は変化します。便の色、硬さ、形状など、便の性状から、腸管の消化・吸収・分泌の状態、出血や炎症の有無を推定します。

○便の色やにおいは、食事内容や腸内の滞留時間によっても異なります。褐色が強い場合、腸内滞留時間が長いか、動物性脂肪を多く含んでいる可能性があります。

○上部消化管などに出血がある場合、血液が酸化されることで黒色を呈する(タール便)。鮮血が便に混じる場合は下部消化管からの出血や痔核、肛門裂傷による出血が疑われます。

○特徴的な便の性状を示す疾患には、アメーバ赤痢(イチゴゼリー状の粘血便)、コレラ(米のとぎ汁様の臭気のない水様便)があります。

看護のポイント

●便の色、硬さ、形状、匂い(腐敗臭・酸臭・精液臭)、膿や血液が混じっていないかなどを観察します。

●食事・飲水の内容や水分摂取量、排便回数を確認します。

●腹痛の有無、部位や程度、腹部膨満の有無、腸蠕動音、黄疸の有無などを確認します。

●貧血の有無と程度を確認します。

●感染症が疑われる場合は、便の取り扱い、消毒方法などに注意して行いましょう。

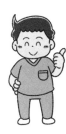

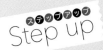 **高齢者の排便障害**

加齢による消化吸収機能・腸の蠕動力、筋力の低下や便意の鈍麻などが起こり、便秘となります。便秘に対して下剤が投与されると、下痢となり、下痢止めを投与されることで便秘になる・・・、という悪循環となります。このような排便障害は、高齢者にとって身体的・心理的・社会的苦痛となります。治療とともに、食事の見直しや腹部マッサージ、運動などを取り入れたケアも重要です。

38 喀痰検査

喀痰検査って？

　喀痰は気管内から異物を排出しようとする働きのひとつで、肺の中の分泌物や、肺に入った空気中の浮遊物が粘液と混ざったものです。呼吸器系に刺激や炎症が起きているときに出やすくなります。

　喀痰検査の目的は、肺や下気道の炎症、腫瘍病変部からの病原性微生物の検出や細胞診を行うことです。

　喀痰検査では自然喀痰が最も多く用いられますが、必要に応じてエアロゾル吸入や気管支鏡を用いて採取することもあります。

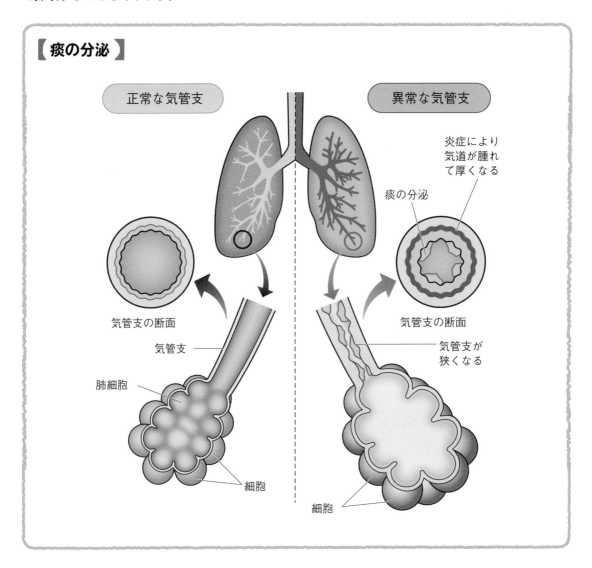

【痰の分泌】

正常な気管支　　　　異常な気管支

炎症により気道が腫れて厚くなる

痰の分泌

気管支の断面

気管支の断面

気管支

気管支が狭くなる

肺細胞

細胞

細胞

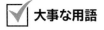 **大事な用語**

▶肺　下気道　病原性微生物　細胞診　自然喀痰　滅菌容器

喀痰の性状

　喀痰は疾患によって、色、粘り気、臭いに特徴があります。喀痰の色を医師に伝えることで、診断の重要な手がかりとなります。

喀痰の色から考えられる疾患

色		考えられる疾患	色		考えられる疾患
透明		肺胞上皮がん、気管支喘息など	泡状		心不全
黄色		細菌感染疑い	さび色		肺炎球菌性肺炎、肺腫瘍、肺化膿症など
緑または黄緑色		慢性気管支炎、細菌性の肺炎など	白に赤い点		肺がん、肺結核など

喀痰検査の流れ

＜実施前の準備＞

①手指衛生を行い、ディスポーザブル手袋を着用する。

②患者さんに検査の目的、方法、注意事項について説明し、同意を得る。唾液や鼻汁ではなく、痰が採取できるように協力を求める。

③スクリーンやカーテンを閉めて周囲に配慮する。滅菌容器に患者さんの氏名が正しく明記されているか確認する。

＜喀痰の採取＞

①朝、起床後、痰を喀出しやすくするため、水でうがいをしてもらう。

②深く息を吸ってもらい、咳嗽をして容器に直接喀出してもらう。

③検体を入れた容器に蓋をして、すみやかに検査室に提出する。

④使用した物品は、所定の場所に廃棄する。

⑤ディスポーザブル手袋をはずし、手指衛生を行う。

⑥記録を行う。

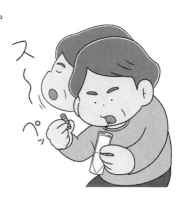

39 喀痰細菌検査でわかること

喀痰細菌検査の目的

　喀痰を塗抹して染色することにより、細菌の種類を推定し、さらに細菌の培養を行って起炎菌を調べます。

【 どうなると異常? 】

　喀痰は、呼吸器系病原菌が検出されない正常(陰性)なときが基準となります。以下の原因(疾患)によって菌が検出されます。

呼吸器感染症の主の起炎菌
- 急性気管支炎⇒インフルエンザ菌、肺炎球菌、黄色ブドウ球菌
- 慢性気道感染症⇒インフルエンザ菌、肺炎球菌、モラクセラ・カタラーリス、緑膿菌
- 肺炎(市中)⇒インフルエンザ菌、肺炎球菌、黄色ブドウ球菌、緑色レンサ球菌
- 肺炎(院内)⇒腸内細菌、緑膿菌、黄色ブドウ球菌、嫌気性菌、レジオネラ菌
- 肺化膿症⇒黄色ブドウ球菌、大腸菌、肺炎桿菌、緑膿菌、嫌気性菌、緑色レンサ球菌

肺炎の主な起炎菌
- グラム陽性球菌⇒肺炎球菌、レンサ球菌、黄色ブドウ球菌
- グラム陰性桿菌⇒インフルエンザ菌、肺炎桿菌、レジオネラ菌、緑膿菌、アシネトバクター属、大腸菌、エンテロバクター
- グラム陰性球菌⇒ モラクセラ・カタラーリス
- 嫌気性菌⇒ペプトストレプトコッカス属、パプトコッカス属、フゾバクテリウム属、バクテロイデス属
- そのほか⇒マイコプラズマ、各種真菌

喀痰細菌検査で何がわかる?

○喀痰は主に上気道(気管・気管支、肺胞組織)の炎症性の分泌液です。喀痰の外観から推測可能な微生物もありますが、検体を染色して顕微鏡で観察する塗沫検査が行われます。

○塗沫検査では、代表的な染色法であるグラム染色でグラム陽性菌であるかグラム陰性菌であるかがわかり、その形態から細菌の種類が推定できます。紫色に染まるのがグラム染色陽性、赤色に染まるのがグラム染色陰性と大別されます。グラム陽性球菌(ブドウ球菌など)、グラム陰性桿菌(大腸菌など)とよばれます。

○グラム染色で染色がむずかしい菌種には、抗酸菌(結核菌)、レジオネラ、マイコプラズマ、カンピロバクターがあります。抗酸菌の検出には抗酸菌染色が行われます。

○さらに細菌の培養検査が行われる場合があります。培養することにより、細菌の種類や型を同定する検査を行い、起炎菌を総合的に判断します。検出された起炎菌に対し、有効な抗菌薬を選択するために薬剤感受性検査を行います。

大事な用語 ▶ 起炎菌　グラム染色　グラム陽性菌　グラム陰性菌　抗酸菌　抗酸菌染色
細菌培養検査　薬剤感受性検査

看護のポイント

●塗沫検査は迅速に結果が得られますが、培養検査は数日を要しますので、症状や塗沫検査により起炎菌を推測し、抗菌薬治療を開始することが多いです。

●口腔内の常在菌が混入することをできる限り避けるために、採痰は水（咳嗽薬は禁忌）でうがいしたあとに行います。

●痰の性状・量、色、発熱などの症状、またほかの炎症所見（白血球数、白血球分画、CRPなど）などと合わせて考えます。

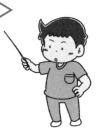

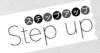

細菌培養検査・同定検査と薬剤感受性検査

細菌培養検査・同定検査は、感染症の起炎菌を特定する検査です。塗沫検査で観察しにくい細菌を検出したい場合などに行われます。この検査の特徴は以下のとおりです。

●検体から細菌を一種類ずつ分離して培地で発育させ、増殖させていきます。菌の形状や生化学性状を調べることで、菌名を特定します。塗沫検査では観察しにくい細菌を検出できますが、時間を要します。

●菌によって発育時間が異なり、培養時間もそれに応じて異なります。なかでも結核菌はもっとも遅いとされています（2週間以上）。

●分離培養には、好気培養、嫌気培養、炭酸ガス培養（ローソク培養）があります。

　・好気培養⇒酸素を利用して好気性菌を培養する。

　・嫌気培養⇒酸素を物理的、または化学的に除いて、嫌気性菌を培養する。

　・炭酸ガス培養⇒発育に一定の炭酸ガスを必要とする菌の培養。

検出された細菌に対する抗菌薬の感受性を調べるための検査が、薬剤感受性検査です。

試験用の寒天培地の表面に菌を塗布し、その上に抗菌薬を含むろ紙を置き、細菌を培養します。その抗菌薬が有効であれば、ろ紙の周囲には細菌は発育しません（発育阻止円）。どの抗菌薬が有効なのかを調べることで、適切な抗菌薬の選択が可能となります。

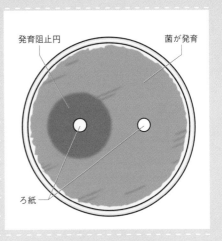

40 穿刺液検査①

穿刺液検査って?

穿刺とは、胸腔や腹腔などに針を挿入することです。

穿刺液検査は、胸水、腹水、心嚢水、関節液など生体内に貯留した液を穿刺して採取し、さまざまな性状を検査するものです。

穿刺では、内容物を吸引・排出することができ、さらに経路を通じて薬物を投与できるため、検査と同時に治療を兼ねることができます。

穿刺液の一般検査

- ・色調(うすい黄色、黄色、赤色、緑色など)
- ・清濁(透明、不透明、混濁、沈殿物の有無など)
- ・匂い(腐敗臭があるかなど)
- ・性状(サラサラ、粘性、膿性、血性、乳びなど)
- ・比重
- ・生化学検査
- ・鏡検

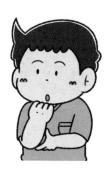

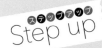 **Step up** ステップアップ

濾出液と滲出液の鑑別

胸水・腹水・心嚢水の穿刺液が、濾出性なのか滲出性なのかを鑑別することは、病変がどこにあるのかを調べるために重要です。

	濾出液	滲出液
比重	1.015 以下	1.018 以上
外観	黄色、透明	混濁、血性、膿性、乳び
リバルタ反応	陰性	陽性
タンパク量	2.5g/dL 以下	4g/dL 以上
細胞成分	少ない(中皮細胞、組織球)	多い(多核白血球、リンパ球)
乳酸脱水素酵素	200U/I 未満	200U/I 以上
フィブリン	微量	多量
原因	ネフローゼ、うっ血性心不全、肝硬変など	感染症、膠原病、外傷、悪性腫瘍など

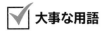
穿刺液の種類と検査の目的

	胸水	腹水	心囊液
検体	肺 / 胸水	腹水	心囊液 大量の心囊液が貯留し、心機能に障害が生じる
採取方法	胸腔穿刺	腹腔穿刺	心囊穿刺
検査の目的	細菌・病理・生化学検査を行って病因を判定	出血の有無や性状の確認、病理診断・細菌検査	心囊液を排出して心タンポナーデを解除する。 穿刺液を検査し、心囊液貯留の原因を調べる。

	脳脊髄液	骨髄液	関節液
検体	脳 / 脳脊髄液 / 脊髄	骨髄液 / 皮膚 / 骨髄	滑膜 / 関節液 / 関節軟骨
採取方法	腰椎穿刺	骨髄穿刺	関節穿刺
検査の目的	脳・脊髄の炎症、腫瘍、脳血管疾患の診断	骨髄の造血機能や病変の判定(白血病などの血液疾患の診断・がんの骨髄転移)	急性関節炎や関節液が貯留する疾患の鑑別。

41 穿刺液検査②胸腔穿刺

胸腔穿刺の目的

胸腔は、横隔膜より上部で肺と胸壁と横隔膜に囲まれた空間で、縦隔で左右に分かれます。この胸腔内に貯留する液体を胸水といい、健常な人でも10mL程度存在しています。

胸腔穿刺（胸水の採取）は、診断検査に必要な胸水を採取することを目的に行われます。また、胸水を吸引・排出することで、胸痛や呼吸困難などの圧迫症状を一時的に軽減することができます。

そのほか、胸水や膿を抜くための排液、胸腔内の空気を排除して減圧する脱気も行われます。

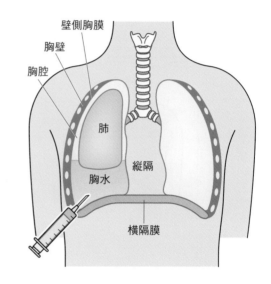

壁側胸膜
胸壁
胸腔
肺
縦隔
胸水
横隔膜

胸腔穿刺の部位

胸腔穿刺の穿刺部位は、目的が排液（胸水の採取）か脱気かによって異なります。

・排液の場合：中腋窩線上第5・6肋間または後腋窩線上第7・8・9肋間
・脱気の場合：中鎖骨線上第2・3肋間

【 穿刺部位 】

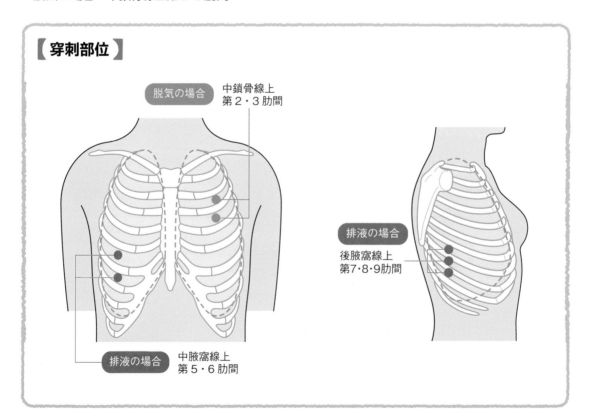

脱気の場合　中鎖骨線上第2・3肋間

排液の場合　後腋窩線上第7・8・9肋間

排液の場合　中腋窩線上第5・6肋間

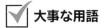
胸腔穿刺の流れ

①検査前

・穿刺部からの感染を予防するため、検査当日は入浴禁止

②検査中

・肺の穿刺の予防のため、穿刺時は呼吸を一時止める

・穿刺前に患者さんに穿刺中は咳嗽や深呼吸はしないこと、体を急に動かさないことを伝える

・穿刺針が刺入されたら、咳嗽や呼吸困難の出現など呼吸状態の変化に注意して観察する

・穿刺により急に咳嗽が出現したら肺穿刺を疑う

③検査後

・穿刺針を抜去し、止血を確認して滅菌ガーゼで圧迫固定する

・終了後1時間は安楽な体位で安静を保持する

【 胸腔穿刺時の体位 】

・排液の場合：坐位、起坐位、半坐位

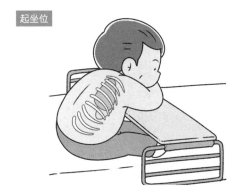

起坐位

肋骨間を広げるため起坐位では上体を前方にやや傾けて
オーバーテーブルなどに上肢をのせた体勢をとる

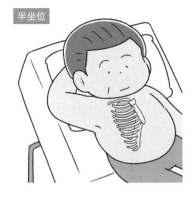

半坐位

穿刺側の腕を頭上に上げる

・脱気の場合：仰臥位、半坐位

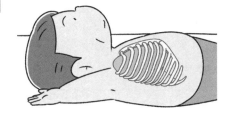

仰臥位

42 穿刺液検査③腹腔穿刺

腹腔穿刺の目的

腹腔は、横隔膜より下部で、腹壁で囲まれ、内部に胃や腸などの臓器がある空間のことです。

腹水は、腹腔内に貯留する液体で、健常な人でも10mL程度存在しています。

腹腔穿刺(腹水の採取)は、検査のための腹水の採取、腹部にがんが広まっているときの抗がん薬直接注入、腹部膨満による苦痛の軽減のための腹水排液の目的に行われます。

腹腔穿刺の部位

腹腔穿刺の穿刺部位は、臍と左上前腸骨棘を結ぶ直線(モンロー・リヒター線)上の外側3分の1の部位か中央です。

【穿刺部位】

臍と左上前腸骨棘を結ぶ直線
(モンロー・リヒター線)上の
外側3分の1の部位か中央

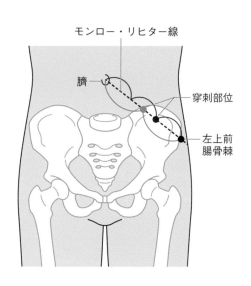

看護のポイント

腹水穿刺の際には、患者さんに消化管損傷や腹腔内出血、ショックが起きていないかを注意する必要があります。バイタルサインとともに、患者さんが呼吸困難や腹痛を感じていないかを観察しましょう。

腹腔穿刺の流れ

①検査前：肺の穿刺を予防するために以下のことに注意する

・針を刺す際に一時呼吸を止めることを指導しておく

・針を刺す際に押される感じがあるが動かないようにしてもらう

②検査中

　⑴循環不全予防のため排液量は1,000mL/時を超えないようにする

　・体位変換により多量に腹水が流出してショックをきたす危険があるため、体位を変えないようにする

　・血圧80mmHg以下の場合は、ドレーンをクランプして意識・バイタルサインをみて医師の指示を確認する

　⑵バイタルサイン測定

　・1時間で1,000mL抜く場合には15分おきに測定する

　・5時間程度かけて1,000mL抜く場合には、1時間ごとに血圧測定を行う

③検査後

　・穿刺針を抜去し、無菌ガーゼで数分間用手圧迫後、穿刺部を消毒する

　・検査後は安楽な体位（坐位、半坐位、仰臥位）で安静にし、24時間は一般状態を観察する

【 **腹腔穿刺時の体位** 】

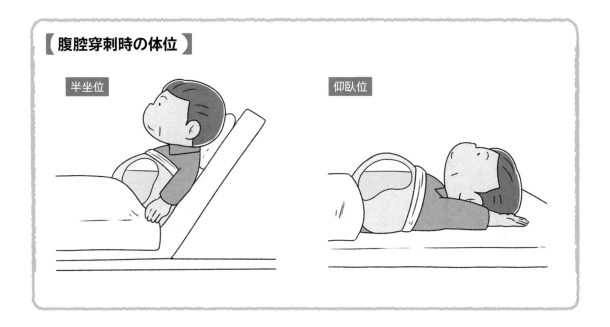

半坐位　　仰臥位

43 穿刺液検査④腰椎穿刺

腰椎穿刺の目的

腰椎穿刺（髄液の採取）では、腰椎くも膜下腔より脳脊髄液の採取、脳脊髄液圧の測定および診断を行います。脳脊髄液採取は、脳脊髄液の性状・細胞数などから脳・脊髄の炎症、腫瘍、くも膜下出血などの脳血管障害の診断をする目的で行われます。脊髄造影検査（ミエログラフィー）は、脊中管のくも膜下腔に腰椎穿刺などを行い、非イオン性のヨード造影剤を注入して脊髄やその周囲の解剖学的異常や腫瘍等による病変を検査する目的で行われます。

また、骨髄炎や悪性腫瘍の治療のために、薬液を直接、腰椎くも膜下腔に注入するために腰椎穿刺を行う場合もあります。

腰椎穿刺の部位

腰椎穿刺の穿刺部位は、第3・4腰椎間または第4・5腰椎間です。

【 穿刺部位 】

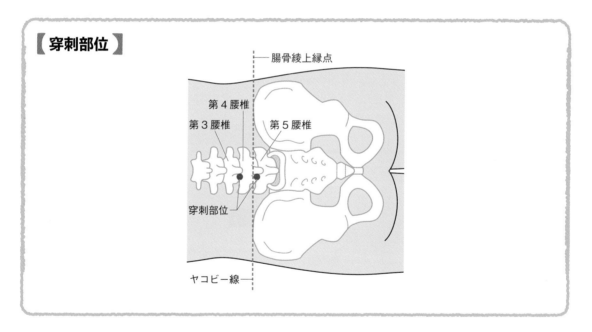

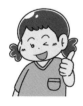

看護のポイント
体動が予想されるときは、鎮静薬を使用することがあります。その場合は、パルスオキシメーター、酸素吸入の準備もしておきましょう。

腰椎穿刺の流れ

①検査前

・血小板数や血液凝固データなど出血傾向の程度を事前に確認する

・局所麻酔薬に対するアレルギー反応の既往を確認する

・脊髄造影検査(ミエログラフィ)では造影剤のアレルギー反応の既往を確認する

・事前に排尿をすませておくように伝える

・咳をしないように注意し、痛みで突然動いたりしないように口頭で合図するよう伝える

②検査中

・患者さんの体位を整え固定し、一般状態を観察する

③検査後

・穿刺部の止血のため穿刺部位を5分間、用手圧迫する

・止血確認後は絆創膏で圧迫固定する

・悪心・嘔吐が出現する可能性があるので、検査後1〜2時間は飲食を避ける

【 **腰椎穿刺時の体位** 】

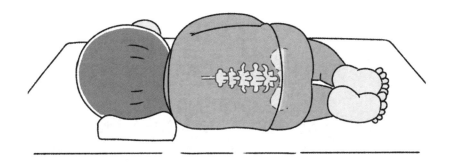

患者さんには、膝を抱えて丸くなるように
説明するとよいですよ！

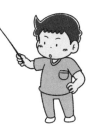

44 穿刺液検査⑤骨髄穿刺

骨髄穿刺の目的

　骨髄穿刺(骨髄液の採取)では、骨髄を穿刺して血液を採取します。白血病などの血液疾患や二次的な血液異常の診断、骨髄移植のための骨髄液の採取を目的として行われます。

　採取した血液や白血病細胞を確認することで白血病を確定的に診断することができます。白血病の治療中に経過観察や治療効果の確認ができます。また白血病だけでなく、再生不良性貧血、溶血性貧血、悪性貧血の診断、骨髄腫、リンパ腫、血小板減少性紫斑病などのほか、各種のがんが骨髄へ転移しているかどうかも診断が可能です。

骨髄穿刺の部位

　骨髄穿刺の穿刺部位は、胸骨第2肋間および第3肋間、後腸骨稜です。

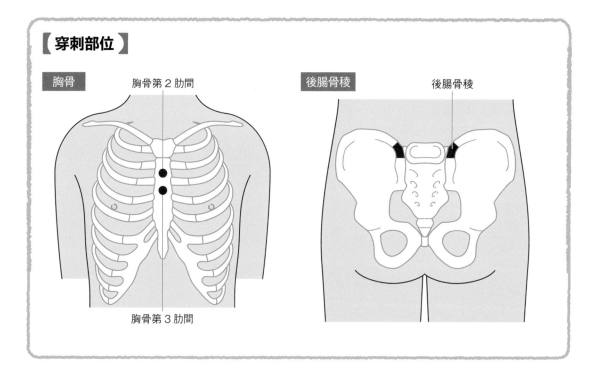

【 穿刺部位 】

胸骨　胸骨第2肋間　胸骨第3肋間

後腸骨稜　後腸骨稜

骨髄穿刺の流れ

①検査前

・検査を受ける患者さんは出血傾向にあることが多いので、血小板数や血液凝固データなどから出血傾向の程度を事前に確認しておく必要がある

・検査前の朝食や飲水の制限はないが直前では避ける

・胸骨を穿刺する場合は、患者さんの希望に応じて目隠しをする

・骨髄液を吸引する瞬間に強い痛みがあるが、動かないように伝える

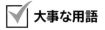
②検査中

・局所麻酔をした後に、胸骨または腸骨を穿刺して骨髄液を採取する

・採取した骨髄液は凝固しやすいため、手早く処理し溶血を防ぐ

③検査後

・穿刺部にガーゼを当てて用手圧迫止血する

・出血傾向があれば出血時間検査値の2倍の時間圧迫する

・検査後30分〜1時間は安静臥床を促し、検査後24時間は合併症の観察を行う（検査直後には合併症の症状は発現せず、時間が経ってからみられることがあるため）

・声をかけたりして励ますとともに、必要に応じて体位の固定を行う

・胸骨の場合は仰臥位で、出血傾向によっては砂嚢を使用して圧迫することがある

・腸骨を穿刺した場合には、腹臥位をとる

・穿刺部位からの感染を防ぐため、穿刺当日の入浴は避ける

【 骨髄穿刺時の体位 】

胸骨穿刺の場合

枕を外した水平臥位

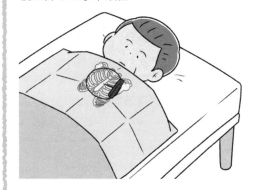

後腸骨稜穿刺の場合

腹臥位

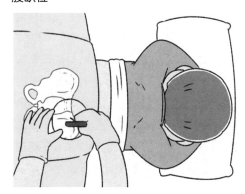

看護のポイント
穿刺中は、不必要な露出は避け、保温に注意しながら
体位保持の介助をしよう！

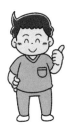

45 穿刺液検査でわかること ①胸水

胸水って？

胸水貯留の原因をみるために、胸腔穿刺により得られた胸水の性状の分析や細胞診を行います。とくに生化学検査により、滲出性か漏出性かの鑑別を行うことが重要です。

【 どうなると異常？ 】

胸水の基準値は、5〜20mL程度(成人、健常者)です。以下の原因(疾患)によって異常値を示します。

漏出性	滲出性
・うっ血性心不全	・細菌性肺炎
・ネフローゼ症候群	・胸膜炎
・肝硬変	・肺結核
・腎不全	・がん性胸膜炎
・低アルブミン血症	・呼吸器疾患
など	・食道疾患
	など

胸水で何がわかる？

○胸水は壁側胸膜から分泌、吸収されるため、健常者ではわずかな量が存在し、呼吸運動を円滑にする役割をもっています。狭義の胸水は、病的に多量の胸水が貯留することをいいます。片側の肺に貯留することが多いのですが、両肺に貯留することもあります。

○胸水の分泌と吸収のバランスが崩れると、一定量以上の胸水が貯留します。

○「漏出性胸水」とは、静脈圧の上昇、血管透過性の亢進、血漿膠質浸透圧低下などが原因で、胸水が血管内から血管外の組織や胸腔に漏出することです。

○「滲出性胸水」とは、炎症や腫瘍により毛細血管の透過性が亢進し、血液の成分が血管外に滲出することです。漏出性胸水か滲出性胸水かにより、胸水貯留の原因となった疾患が推測できます。

○原疾患として、悪性腫瘍を疑うときは、胸水の細胞診を行います。

○細菌感染症が疑われる場合は、細菌培養を行います。

看護のポイント

●胸痛、発熱、乾性咳嗽、呼吸困難などの身体症状を観察します。

●打診では濁音、聴診では呼吸音の減弱や消失などに注意します。

●穿刺部位に応じた体位を、患者さんが保持しやすいように援助します。

●穿刺中、穿刺後(2時間)は安静を保ち、バイタルサインの値、意識低下に注意します。穿刺部位から胸水が漏出していないか、定期的に観察します。

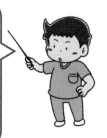

46 穿刺液検査でわかること ②腹水

腹水って？

　腹水貯留の原因や腹腔内への出血の有無を確認するために、腹水の性状の分析や細胞診を行います。ときに生化学検査により、滲出性か漏出性かの鑑別を行うことが重要となります。

【 どうなると異常？ 】

　腹水の基準値は、ごく少量(成人、健常者)です。以下の原因(疾患)によって異常値を示します。

漏出性	滲出性
・うっ血性心不全	・がん性腹膜炎
・肝硬変	・子宮外妊娠
・ネフローゼ症候群	・悪性リンパ腫
・肝炎	・膵がん
・低栄養	・胆嚢炎
など	など

腹水で何がわかる？

〇腹水は腹腔内に貯留した液体で、健常者でもわずかな量ですが存在します。腹水貯留は、静脈圧や門脈圧の変化により生じます。

〇「漏出性腹水」とは、静脈圧の上昇、血管透過性の亢進、血漿膠質浸透圧低下などが原因で起きる腹水のことをいいます。

〇「滲出性腹水」とは、炎症や腫瘍により毛細血管の透過性が亢進し、血液の成分が血管外に滲出した腹水のことをいいます。漏出性腹水か滲出性腹水かによって、腹水貯留の原因となった疾患を推測することができます。

〇悪性腫瘍を疑う場合は、腹水の細胞診や腫瘍マーカーを検査します。細菌感染症を疑う場合は、細菌培養を行います。

〇腹水LDHが400IUを超える場合や腹水/血清LDH比が0.6以上の場合は、悪性腫瘍である可能性が高いと考えます。

看護のポイント

●水分出納バランス、腹囲や体重の変化を確認します。

●腹部の打診、触診による濁音や波動性の有無、腹部の皮膚の状態、腹壁静脈の怒張や腹部緊満の有無を観察します。

●黄疸や消化管出血の有無、浮腫の有無と程度を確認します。

●悪心、嘔吐、食欲不振の有無、倦怠感の有無など身体症状に注意が必要です。また、腹水貯留により横隔膜が圧迫され、呼吸困難が生じることがあります。

●急速な腹水穿刺により、ショックを起こすこともあるので注意します。

47 穿刺液検査でわかること ③脳脊髄液（腰椎穿刺）

脳脊髄液って？

脳脊髄液を腰椎穿刺などの方法で採取し、圧やその成分を調べ、髄膜炎や脳炎、自己免疫性炎症性神経疾患、軽微なくも膜下出血などの疾患を診断するために行う検査です。

【 どうなると異常？ 】

基準値は、脳脊髄液の外観が水様透明、無色であり、髄液圧が60～180mmH$_2$O、細胞数が5/μL以下、髄液蛋白が15～45mg/dL、髄糖が50～80mg/dL、クロールが120～130mEq/Lの範囲となります。以下の原因（疾患）によって異常値を示します。

外観
- 鮮紅色⇒くも膜下出血(急性期)、脳出血　など
- 色濁⇒がん性髄膜炎　など
- キサントクロミー⇒ある程度日数を経たくも膜下出血　など

髄液圧
- 上昇⇒髄膜炎、脳炎　など
- 低下⇒くも膜下腔の閉塞　など

細胞数
- 増加⇒髄膜炎、脳炎　など

髄液タンパク
- 増加⇒髄膜炎、脳炎、脊髄腫瘍　など

髄糖
- 低下⇒髄膜炎、がん性髄膜炎　など

クロール
- 減少⇒髄膜炎　など

検査で何がわかる？

○脳脊髄液は脳室の脈絡叢で産生されます。脳室や脳、脊髄のくも膜下腔は、脳脊髄液で満たされており、脳脊髄液が循環することにより栄養や酸素を運搬し、老廃物を流す役割をもっています。また、脳脊髄液がクッションとなり、外部の圧力から脳や脊髄を守ります。

○正常な髄液は水様、透明かつ無色です。脳や脊髄に障害が起こると脳脊髄液に影響を与え、液圧の変動や色調に変化が現れます。

○血性髄液は脳出血、くも膜下出血を疑いますが、穿刺時の血管損傷の場合もあります。

○脳脊髄液の細胞数は1μLあたり5個以下で、血液に比べて少ないのが特徴です。これよりも多い場合は、細胞の種類により炎症や出血、腫瘍などが疑われます。

○細菌性髄膜炎では髄液中の白血球が増加しますが、細菌および細胞が糖を消費するため、髄液中の糖は減少します。

看護のポイント

●検査中は、バイタルサインや全身状態を観察します。検査後は、とくに低髄液圧状態（頭痛、嘔吐、めまい）に注意が必要です。

●頭蓋内圧亢進状態が続くと、脳ヘルニアになる可能性があります。頭蓋内圧亢進症状がみられる場合は、頭部を15°拳上した体位をとり、安静を保ちます。

●髄液採取は、腰椎穿刺法を用います。穿刺部の疼痛、出血、髄液の漏れを観察します。

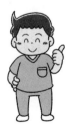

48 穿刺液検査でわかること ④骨髄検査

骨髄検査って？

骨髄を穿刺して骨髄液を採取し、骨髄の造血機能や異常細胞の有無などを調べる検査です。主に白血病の診断や治療の管理のために行われます。

【 どうなると異常？ 】

骨髄液の基準値は、芽球が5％未満、有核細胞数が100〜250×1,000/μL、巨核球数が50〜150/μLです。以下の原因（疾患）によって異常値を示します。

過形成	・急性白血病 ・骨髄異形成症候群 ・多発性骨髄腫 　など	低形成	・再生不良性貧血 　など

検査で何がわかる？

○骨髄では、新しい血液細胞が産生されており、骨髄液を採取することで、通常の血液検査ではみられない成熟段階の血液細胞を観察することができます。

○骨髄中の有核細胞数、巨核球数などをみます。有核細胞数は核を持っている細胞で、その数は骨髄中の造血能力を表わします。巨核球数は、血小板の産生能を反映しています。

○顕微鏡にてスライドグラス上の塗沫像で、まず細胞の密度をみます。次に正形成か低形成か過形成かをみます。つづいて、巨核球の有無（巨核球ありorなし）をみます。それから、赤血球系、顆粒球系が存在しているかをみます。

○白血病では、細胞成分が腫瘍性に増殖するために、有核細胞数は増加します。また、未分化な細胞である芽球が、有核細胞の20％以上を占めます。

○細胞の増殖が阻害される再生不良性貧血や、細胞の造血環境が障害される骨髄線維症では、有核細胞数は減少します。

○骨髄異形成症候群と多発性骨髄腫では、骨髄中の細胞に形態異常がみられます。

看護のポイント

●血液一般検査（赤血球数、白血球数、血小板数、網状赤血球、赤血球恒数、出血・凝固時間）、CRP、腫瘍マーカーの結果も併せて確認します。

●骨髄穿刺は、局所麻酔が行われますが、苦痛を伴う検査です。できる限り、患者さんの不安を軽減するように配慮する必要があります。

●検査後は、30分〜1時間ベッドで安静にさせます。血圧低下などのショック症状、穿刺部の出血などに注意しましょう。

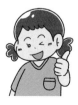

49 生検（組織検査）①肝生検

生検って？

　生検（組織検査）は、患者さんの病変部から採取された組織検体（生検材料や手術材料）を顕微鏡等で病理組織学的に診断する検査です。

肝生検の目的

　肝生検は、さまざまな肝臓疾患の原因や病態を把握し、診断や治療方法を決定するために必要な検査です。

　肝生検で診断できる疾患には、急性肝炎、慢性肝炎、肝硬変、代謝性肝疾患などがあります。

　超音波で肝臓の位置を確認し、生検針を用いて腹腔鏡下または超音波ガイドで肝臓のごく一部を採取します。そして、採取したものから標本を作製して、顕微鏡で診ることで詳しく調べる検査です。

　血液検査や画像診断ではわからない肝臓の詳しい情報が得られる可能性があります。

肝生検の方法など

　①経皮的肝生検（超音波ガイド下で部位を確認しながら腹部に直接針を刺す）と、②腹腔鏡下肝生検があります。①経皮的肝生検は局所麻酔、②腹腔鏡下肝生検は全身麻酔で行われます。

　体位は、仰臥位（右腕を頭部に挙上して枕にする）です。

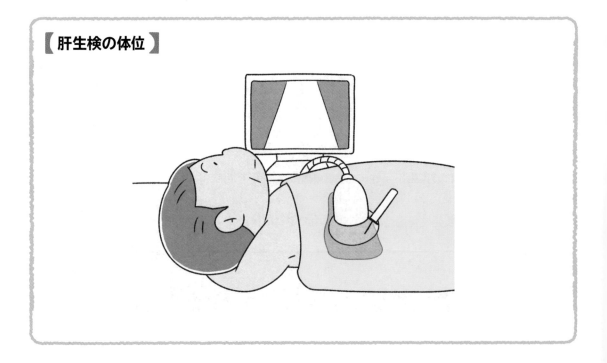

【 肝生検の体位 】

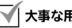
肝生検の手順とポイント

①検査前

・出血傾向を確認しておく

　　出血時間：5分以内

　　プロトロンビン時間活性％：70〜100％

　　ヘパプラスチンテスト※：70〜130％　（※肝臓で合成される複合凝固因子の活性を測定する検査）

　　血小板数：5万／μL以上（一般に5万／μL以上では、血小板輸血が必要となることはない）

・局所麻酔薬を含めた薬剤アレルギーの有無を確認しておく

・禁食、排便・排尿の確認を行う（一般に前日21時以後から禁食とし、当日は水・食事・薬も禁止である）

②検査中

・穿刺開始から抜去までしっかり呼吸を停止するように指導する

・バイタルサインを測定する

③検査後

・穿刺部を消毒しガーゼを当てて約10分間圧迫して止血する

・帰室後は右側臥位で約3時間は安静を保つ（肝臓の重量で肝臓穿刺部が腹壁に圧迫されて止血効果を高める）

・バイタルサイン測定は、帰室直後、検査後2時間までは30分ごと、それ以後は1時間ごとに行う

・検査後にみられる出血性合併症の早期発見のために顔色・呼吸状態・脈拍数上昇に留意する

・翌朝離床が許可されるまでは、トイレ歩行も禁止する

・食事は検査当日の夕食から許可する

・急変時に備え静脈確保をし、抗菌薬を朝夕の2回、検査後3日間静脈内に輸液投与する

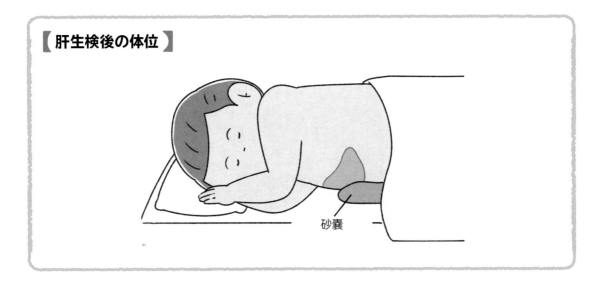

【 肝生検後の体位 】

砂嚢

50 生検（組織検査）②腎生検

腎生検の目的

　腎生検は、血尿や蛋白尿が続く場合や、腎機能障害をきたした際に、腎臓疾患の原因を調べる検査です。うつ伏せの姿勢になってもらい、超音波やCTガイドで腎臓の位置を確認しながら、穿刺針で腎臓の細胞を取り出します。

　血液や尿の検査だけでは、その原因を正しく診断することが難しい場合が多く、腎生検することで、腎臓疾患の原因を正しく診断できます。

腎生検の方法など

　超音波ガイド下で部位を確認しながら背部から腎臓を穿刺します。局所麻酔で行われます。

　体位は腹臥位（腎臓を背側に圧迫固定するため、腹部に枕を当てる）です。

【 腎生検の体位 】

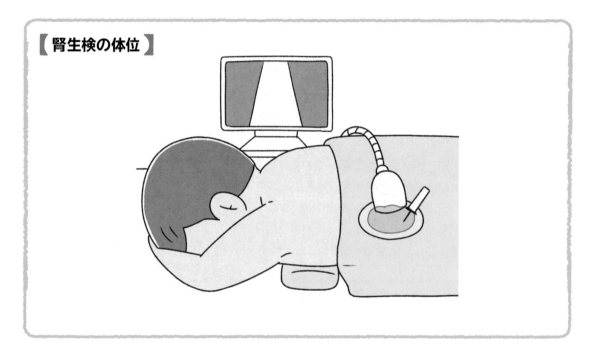

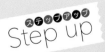
Step up 開放腎生検

超音波ガイド下では合併症のリスクが高い場合や、極度の肥満で生検針が腎臓に届かない場合には、全身麻酔をして腹部を切開して腎生検を行います。腹部を切開するため、疼痛や感染を生じることがあります。

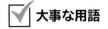

大事な用語

▶腎臓　CT　超音波　砂嚢

腎生検の手順とポイント

①検査前

・ベッド上での排泄訓練を行う

・体毛が濃い場合は、検査前日に背部を剃毛し、入浴または清拭をする

・検査時の気分不快に伴う嘔吐を防ぐため、検査当日の飲食を制限する（検査が午前中：朝食禁止／検査が午後：昼食のみ禁止）

・内服薬は中止せず、服用する場合は少量の水を許可する

・検査前日の21時に下剤を内服させる

②検査中

・患者さんの状態（バイタルサイン、顔色、表情など）に注意する

③検査後

・穿刺部を消毒してガーゼを当てて圧迫し、その上に砂嚢1kgをのせて絆創膏で固定して、患者さんを静かに仰臥位にする（とくに問題がなければ帰室して1時間後に砂嚢は除去される）

・検査後は仰臥位で24時間ベッド上安静とし、トイレはベッド上排泄となる

・安静臥床により腰痛や不眠を訴える場合は、医師の指示により鎮痛薬・睡眠薬を与薬する（マッサージは創部の安静を損なうため避ける）

・検査終了1時間後・2時間後にバイタルサインをチェックし、血尿の有無を観察する

・検査後から21時までは、排尿があるごとに試験紙で潜血の有無、排尿量・頻度を記録する

・とくに問題がなければ検査の1時間後から飲食が許可される（仰臥位のまま介助にて摂取）

・凝血による尿管閉塞を防ぐため飲水を促す

・安静が解除された後3日間は再出血を防止するため、できるだけ安静を保つよう促す

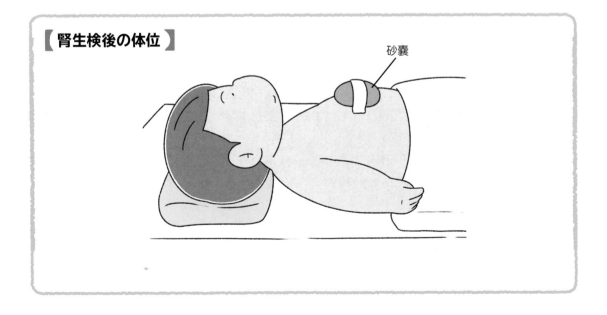

【腎生検後の体位】

砂嚢

51 X線検査①単純X線検査

X線検査の特徴

X線は放射線の一種で、物質を透過する性質をもっています。

X線検査で使用するフィルムはもともと白色で、X線が照射されることで黒色に変化します。X線画像では、X線の透過度が高いものは黒くうつり、透過度が低いものは白くうつります。そのため、空気の多い肺や腸管のガスは黒くうつり、骨は白くうつります。また、水や脂肪は中間の透過度なので、薄いグレーにうつります。

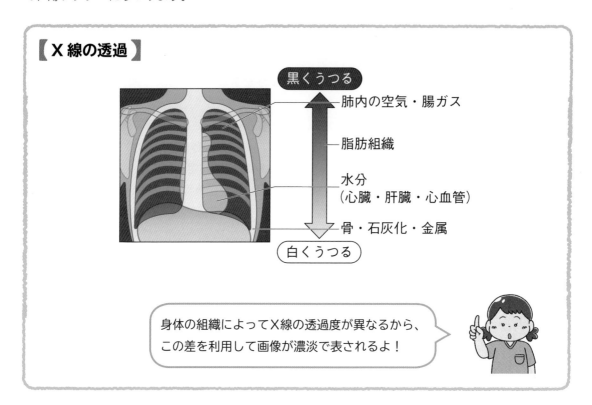

【X線の透過】

黒くうつる
── 肺内の空気・腸ガス
── 脂肪組織
── 水分（心臓・肝臓・心血管）
── 骨・石灰化・金属
白くうつる

身体の組織によってX線の透過度が異なるから、この差を利用して画像が濃淡で表されるよ！

単純X線検査って？

一般的な単純X線画像は、X線照射装置とフィルムの間に身体を置き、フィルムに焼き付けて画像にしています。

胸部単純X線画像では、1枚の画像に心臓・肺・大血管がうつるため、患者さんの全身状態の変化がよく把握でき、さらにバイタルサインの変化にも関連するため、看護ケアにもよく活用されています。

腹部単純X線画像は、胸部と比べると得られる情報は限られますが、腹腔内のガスの原因の鑑別や、便の貯留状態などがよくわかります。

骨のように透過度の低いものを撮影することが得意で、整形外科領域でも骨折など評価するために第一に使われることが多い検査です。

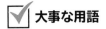
主な単純X線検査には、以下のものがあります。

○頭頸部：骨病変、骨折など

○胸部：肺、心臓、横隔膜、大動脈などの疾患

○腹部：脊椎、腹部臓器、腹部血管などの疾患

○四肢：骨折など

【単純X線検査のしくみ】

患者さん（被写体）を通過したX線は増感紙を光らせ、フィルムを感光する。そのフィルムを現像して画像を作成する。

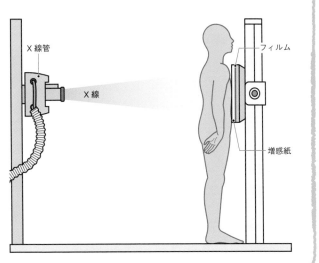

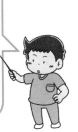

今はデジタル化が進み、フィルムレス（現像なし）になったよ。撮影後10秒程度でモニターに画像が表示されるんだ！

Step up 胸部X線画像の見方

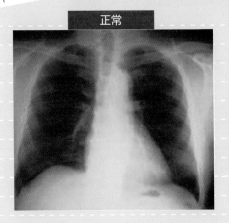

正常

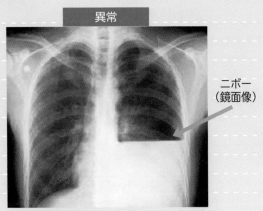

異常

ニボー（鏡面像）

（第103回看護師国家試験追試 午前49）

左胸腔に水平な液面（ニボー）がみられます。これは胸腔内に気体と液体が存在することを示す所見です。ニボーがあるということは気胸の存在を意味しています

52 X線検査②造影X線検査

造影X線検査の特徴

造影X線検査とは、単純X線検査ではうつりにくい体の部分に、造影剤とよばれるX線を吸収する薬剤を注入して撮影する検査です。

たとえば、腸管や血管など、空気や血の通り道となる管は、透過度が高く、管自体の動きや重なりもあるため、壁の状態がどうなっているか判読しづらいですが、透過度の低い造影剤を注入し、その流れを追うことで、狭窄や穴などを評価することができます。

主な造影X線検査

主な造影X線検査には以下のものがあります。

○上部消化管造影：食道がん、食道静脈瘤、胃がん、胃ポリープ、食道炎、胃潰瘍、胃炎、十二指腸潰瘍など

○冠動脈造影：狭心症や心筋梗塞などの虚血性心疾患

○注腸造影：大腸がん、潰瘍性大腸炎、大腸結核、大腸ポリープ、クローン病、大腸憩室炎など

○子宮卵管造影：子宮奇形、内膜ポリープや筋腫・子宮腺筋症による変形、子宮腔内の癒着、卵管閉塞、卵管留水症などの卵管や子宮周囲の癒着の有無

○膵胆管造影：腹部大動脈瘤、膵臓がん、腎臓がん、肝臓がんなど

主な造影X線検査の特徴

上部消化管造影	・食道、胃、十二指腸までの上部消化管を造影する ・いわゆるバリウム検査のことで、X線を透過しない硫酸バリウムを飲んで造影し、テレビモニターで観察しながらX線撮影をし、臓器の病変を診断する
冠動脈造影	・カテーテルを経皮的に血管に挿入し、造影剤を注入しながらX線撮影をして血管の状態の確認や血管を広げるための治療などを行う
注腸造影	・大腸（直腸・結腸）を造影する ・内視鏡検査ではわかりづらい、腸管壁組織のなかの変形や狭窄、腸の屈曲部周辺にある病変などを確認するのに適している
子宮卵管造影	・子宮口からカテーテルを挿入し、造影剤を流し込み、子宮内腔の状態と両側の卵管疎通性、および卵管から腹腔内への拡散を確認する
膵胆管造影	・腹部の血管に造影剤を注入し、肝臓や膵臓、腎臓、胆嚢、腸などの腹部臓器の血管の状態をくわしく調べる ・肝臓がんでは、新生血管から血液が多く供給されるため、そこに造影剤が多く流入することで診断できる ・膵臓がんでは、膵臓周囲の血管の流れが悪くなるため、そこに造影剤が流入しにくくなることで診断できる

主な造影剤

造影X線検査で使われる造影剤は、透過度が低く、白くうつるのが特徴です。

主な造影剤の特徴

硫酸バリウム	・食道、胃、腸などの消化管の検査に多く使用される ・消化管に投与する造影剤であり、誤嚥しやすい患者さんは肺炎を、消化管穿孔の可能性がある患者さんは腹膜炎をきたす可能性がある ・結腸閉塞の可能性のある患者さんは経口投与できない場合がある
ヨード造影剤	・CT、血管造影、X線検査で多く使用される ・副作用の種類としては嘔気、嘔吐、かゆみ、蕁麻疹、血圧低下などが多く、重篤なものとしてはショック、心停止、呼吸困難などがある ・ヨードの過敏症では、ショックを起こす場合がある ・甲状腺疾患がある場合は、甲状腺内のヨードの濃度が上昇することで、甲状腺クリーゼを引き起こす可能性がある
MRI用造影剤	【静注造影剤】 ・喘息などのアレルギーのある患者さん。以前にMRI造影剤を使用して副作用のあった患者さんには使用不可 【経口造影剤】 ・胃や腸管に出血や炎症がある患者さん。鉄過敏症や鉄アレルギーのある患者さんには使用不可

Step up 造影剤ありのX線画像

a)

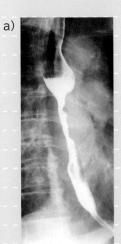

（第104回看護師国家試験追試 午前85）

b)

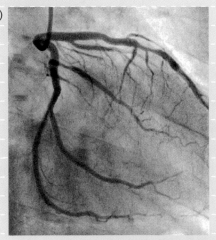

（第104回看護師国家試験 午前79）

a) 粘膜に付着したバリウムは白く、空気は黒くうつり、コントラストのはっきりした二重造影となる。消化管の形状に狭窄や周囲の臓器による圧迫、偏位、変形がないか、がんや潰瘍、炎症がないかなど、異常の有無を診断する。

b) 狭心症や心筋梗塞などの虚血性心疾患がある場合、冠動脈造影によりX線を透過した画像がモニターにうつし出され、それを見ながら血管の狭窄や閉塞の状態、血管の流れを確認し、必要があれば治療を行う。

53 CT検査

CT検査の特徴

CT(computed tomography、コンピューター断層撮影)とは、X線照射によって得られた断層面を画像コンピューターで処理したものです。

身体を通り抜けたX線を検出器で受け取って、さまざまな方向からのX線の値を集積し、コンピューター処理して画像化します。いわゆる身体が「輪切り(横断像)」になった状態で画像化されるため、より細かな画像診断が可能になります。

【 CT 検査のしくみ 】

身体を通り抜けたX線を検出器で受け取り、さまざまな方向からのX線の値を集積する

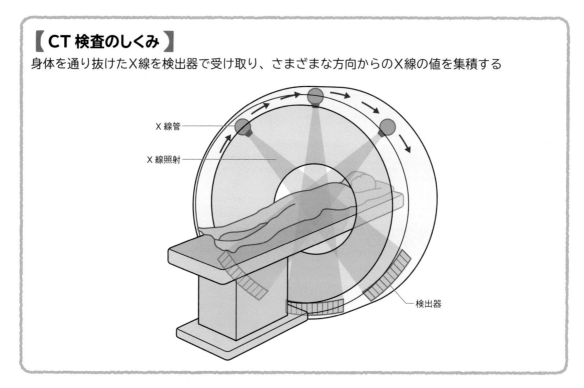

X線管
X線照射
検出器

CT検査の種類

CT検査には、単純CT検査と造影CT検査があります。

○単純CT検査：脳内出血や組織の浮腫、骨の形状、肺の異常などをみることができる
○造影CT検査：腫瘍や血管の状態などをみることができる

主なCT検査

○頭部CT検査：脳の先天性の病気(水頭症など)の診断、外傷による頭蓋内の血腫の大きさや場所、脳腫瘍の大きさや場所、種類、脳血管障害(脳出血、脳梗塞、くも膜下出血など)の場所や障害範囲
○胸部CT検査：肺がん、肺炎、肺結核、肺気腫、気管支拡張症など
○腹部CT検査：腹部臓器原発の悪性腫瘍(肝臓がん、胆道がん、膵臓がんなど)の有無、腹部リンパ節への転移の有無、消化管穿孔、胆石、胆嚢炎、膵炎、黄疸、尿路結石、解離性大動脈瘤、膿瘍の有無など

主なCT検査の特徴

頭部CT検査	・頭部をX線撮影し、それをコンピューター処理して、頭蓋骨の中の様子を5mm～1cm間隔の輪切りにした画像をうつし出す ・単純撮影と造影撮影の両方を行うのが一般的
胸部CT検査	・咳や痰、胸痛などの症状があり、胸部X線検査を行った結果、肺がんなど肺や気管、気管支などの病変が疑われた場合に行われる ・とくに肺がんの診断には欠かせない ・胸膜や肺の生検（組織や臓器の一部を採取して調べる検査）を、CTで病変の部位を確認しながら行う場合もある
腹部CT検査	・腹部の横断面に多方向からX線を照射し、コンピューター処理によって鮮明な横断画面線を描き出す ・肝臓や胆嚢、膵臓など内視鏡で観察できない腹部臓器の病変を診断する

CT検査の手順とポイント

❶検査前

・検査前1食は禁食とする

・ヘアピン、義歯、眼鏡などの金属類、プリント柄の衣服、カイロ、コルセット、湿布、ブラジャーなどは必ずはずしてもらう

・造影CTの場合、造影剤による副作用の出現を防止するため、過去の造影剤による副作用歴、アレルギー性疾患の既往、腎機能を確認する

❷検査中

・仰臥位になり、身体の力を抜いてリラックスしてもらうように声をかける

・頭部CT検査や頸部CT検査では、腕が撮影部位に重なり、うつり込まないように、両腕を腹部の上に置いてもらう

・胸部CT検査や腹部CT検査、骨盤CT検査では、腕が撮影部位に重なり、うつり込まないように、両腕を上に挙げてもらう

・検査中は撮影部位が動かないよう注意して観察する

・造影剤CTの場合は、造影剤による副作用が出現しないか、注意して観察する

❸検査後

・造影CTの場合には、排泄を促すために水分を摂るように説明する

・造影CTの場合は、造影剤注入部位の止血を確認し、副作用の有無を観察する

・帰宅後、不快な症状などがある場合は、必ず病院に連絡するように伝える

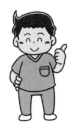

単純CT検査と造影CT検査の違いは造影剤の使用有無だよ。
造影剤を使用する造影CT検査では患者さんに副作用が現れていないか、よく観察しよう！

54 MRI検査

MRI検査の特徴

MRI(磁気共鳴画像)は、大きな磁石の中に人が入り、これに共鳴した体内の水素原子核からの電波を受信して画像化する診断装置です。

MRIは、X線検査やCT検査とは異なり、放射線を使用しないので被曝の危険性はありません。しかし、強力な磁気装置のため、ペースメーカーや金属類の体内埋め込みをしている患者さん、刺青がある患者さんの場合は検査不可となる場合があります。

MRI検査でも、造影剤を使用する場合があります。その場合はMRI用造影剤を使用しますが、造影剤による副作用の出現、アレルギー性疾患、腎機能障害がある患者さんは使用不可となります。

【MRIのしくみ(イメージ)】

人体に磁気を当て撮像する装置。体内の水素原子核が磁気に共鳴して微弱な電波を発生し、MRIはその電波を受信して画像を作成する

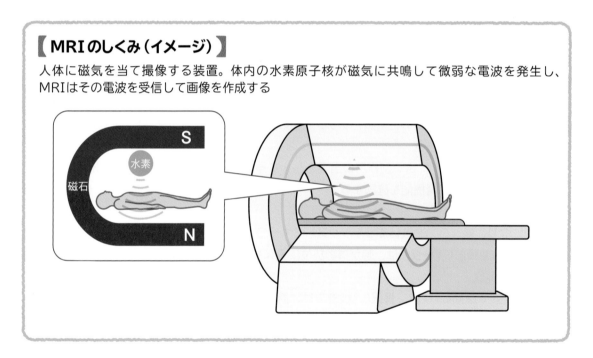

主なMRI検査

○頭部MRI検査：脳卒中(脳出血、脳梗塞、くも膜下出血)、動脈瘤、動静脈の奇形、多発性硬化症など

○脊椎・脊髄MRI検査：椎間板ヘルニア、脊柱管狭窄症など

○乳腺MRI検査：乳がん、乳腺症など

○骨盤MRI検査：前立腺がん、前立腺肥大、膀胱腫瘍、子宮頸がん、子宮体がん、子宮筋腫、卵巣がんなど

○胸部MRI検査：大動脈瘤、大動脈剥離、肺がん、縦隔腫瘍、胸膜病変、結核腫など

○腹部MRI検査：肝臓、胆嚢、胆管、膵臓、脾臓、腎臓、副腎、リンパ節、腹部大動脈、胃・十二指腸などの疾患

○四肢MRI検査：手首・足首の複雑な骨折、腱鞘炎、関節リウマチなど

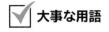
主なMRI検査の特徴

頭部MRI検査	・頭蓋内の断面を画像化し、脳梗塞や脳出血、くも膜下出血などの頭部の病変の有無などの診断
脊椎・脊髄MRI検査	・骨内部の状態や関節、椎間板、その周囲の筋肉、腱、靱帯、神経の圧迫の有無の診断
乳腺MRI検査	・乳房の腫瘍と正常な乳腺組織とを鑑別
骨盤MRI検査	・骨盤内にある膀胱、腟、子宮、卵巣、前立腺などの大きさや形状、病変の部位や広がりを診断
胸部MRI検査	・肺や心臓、大動脈など、胸部にある臓器の評価
腹部MRI検査	・主に消化器官系など、みぞおち〜臍の間の高さの範囲で撮影
四肢MRI検査	・手足のうち、主に手首や足首などの関節部を評価するときに有用

MRI検査の手順とポイント

❶検査前

・造影剤を使用する場合は、副作用出現を防止するため、過去の造影剤による副作用歴、アレルギー性疾患の既往、腎機能を確認する

・造影剤を使用する場合は、検査前1食は欠食（最低4時間は欠食）

・水分の摂取は問題ない

・ペースメーカーなどの金属類を体内に埋め込んでいないか、刺青をしていないかを確認する

・金属製の車椅子やストレッチャー、酸素ボンベ等は持ち込まない

・時計、眼鏡、義歯などの金属類、カイロ、湿布、カラーコンタクトレンズ、磁気カード類は、吸着事故、発熱、熱傷の可能性があり、検査室内に持ち込めないため事前にはずしてもらう

・検査の際は専用の検査着に着がえることが望ましい。しかし、緊急で検査を行う場合は患者さんの私服のままで行うこともあり、その際は金属類を身につけていないことをしっかり確認する
（※胎児に対するMRI検査の安全性は確立されていない。原則として妊娠中の場合は検査をしない）

❷検査中

・一定の姿勢を保持しての撮像時間が長いため、検査中に痛みなどで動いてしまわないように体位を工夫する

・患者さんの保温に注意する（高齢者は靴下をはかせるなど）

・造影剤を使用した場合は、副作用に注意して観察を行う

❸検査後

・MRIそのものには注意すべきことはないが、造影剤や睡眠薬などを使用した場合は、薬剤の副作用に十分注意する

55 核医学検査

核医学検査の特徴

核医学検査は、「RI検査」「アイソトープ検査」ともよばれ、ごく微量の放射性同位体(RI: radioisotope)を含む薬剤を用いて検査します。

この薬剤は、体内に注入されると特定の臓器(骨や腫瘍など)に集まるようにできていて、一定期間、微弱な放射線を発します。ここで発生した放射線をガンマカメラ(シンチカメラ)という特殊なカメラで体外から測定し、その分布を画像化したものを「シンチグラフィ」といいます。

放射線が発生するため、体内で放射線被曝があります。

核医学検査の特徴は、臓器の位置や大きさだけでなく、「働き(機能)」がわかる点で、X線造影検査やCT検査などは主に臓器の形の異常をとらえるのに対して、核医学検査は臓器の働きをとらえ、ほかの検査では見つからない疾患を発見できます。

核医学検査では、SPECT、PETによる検査もよく行われています。

○SPECT:ガンマカメラが体の周りを回転しながら断層撮影する装置のこと。画像はカラーグラデーションで表示され、CT検査では表せない血流量や代謝機能の情報が得られる。

○PET: ポジトロン(陽電子)を放出する放射性同位体を用いた高性能の断層撮影する装置のこと。画像はカラーグラデーションで表示され、生体内物質の代謝やがん細胞の活動性を評価できる。

○ガンマカメラ:放射性同位体(RI)を含む薬剤を体内に注入すると、特定の臓器に集まって放射線を発する。発生した放射線をガンマカメラで測定し、画像化する。

【 ガンマカメラのしくみ 】

体内に投与した検査薬から放出される放射線を、ガンマカメラで測定して画像化する

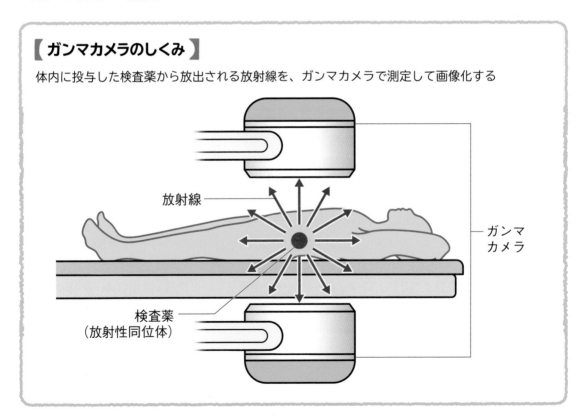

放射線

ガンマ
カメラ

検査薬
(放射性同位体)

主な核医学検査

○甲状腺シンチグラフィ：甲状腺がん、バセドウ病、甲状腺機能亢進・低下症、亜急性・無痛性甲状腺炎など

○脳血流シンチグラフィ：脳血管障害、認知症、てんかんなど

○骨シンチグラフィ：がんの骨転移、骨折、骨髄炎、関節炎など

○心筋血流シンチグラフィ：狭心症、心筋梗塞、心肥大、心拡大、心不全、心筋症など

○肺シンチグラフィ：肺塞栓症、肺気腫、気管支喘息、肺高血圧症、肺がんなど

主な核医学検査の特徴

甲状腺シンチグラフィ	・甲状腺に集積する放射性ヨードを投与することにより、甲状腺の位置や大きさ、形態、内部の構造などを知ることができる ・甲状腺ヨード摂取率を導き出すことにより、甲状腺機能の評価が可能
脳血流シンチグラフィ	・脳の各部における血流状態や脳の機能を見ることができる
骨シンチグラフィ	・骨を作りすぎてしまっていないか（骨造成）を調べる検査で、がんの骨転移の有無を検出するのに利用される
心筋血流シンチグラフィ	・心機能を確認することができる検査で、冠状動脈や心筋の中の細い血管などの血流や代謝などを見ることができる
肺シンチグラフィ	・肺血流を妨げる血栓の有無や肺換気の状態を調べる ・肺動脈血栓塞栓症などの肺動脈の血流障害を調べる（肺血流シンチグラフィ） ・肺気腫や慢性気管支炎など慢性的な閉塞性肺疾患患者さんの呼吸機能を調べる（肺換気シンチグラフィ）

核医学検査のポイント

❶検査前

・検査前に禁飲食の場合があるため、事前に指示の確認をしておく

・薬剤アレルギーの有無を確認する

・甲状腺シンチグラフィでは検査の1週間前からヨード（ヨウ素含有の食品・薬剤）を制限する

❷検査中

・撮影中は身体を動かさない

❸検査後

・体内に入った放射性同位体は微量であり、すみやかに尿中に排泄されるので、体内に貯留する心配はないことを患者さんに説明し、水分摂取を促す

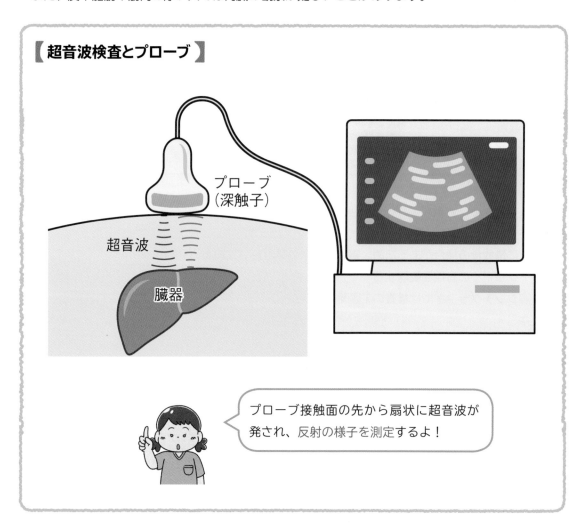

56 超音波検査

超音波検査の特徴

超音波とは、人間の耳には聞こえない高い振動数をもつ弾性振動波（音波）のことをいいます。発生させたときに、性質の異なる境界面で反射や屈折をする特徴があります。

超音波検査では、このような超音波の特徴を利用し、体内に向けた超音波がさまざまな組織で反射・屈折し、反射の時間から組織の距離を計算し画像化することで、組織の姿を知ることができます。

基本的に超音波は、液体や固体ではよく伝わり、気体では伝わりにくいのが特徴です。そのため、超音波検査は液状成分や軟体の描出に優れており、実質臓器である肝臓、胆嚢、膵臓、脾臓、腎臓、膀胱、子宮、心臓、乳房などを描出する能力は高く、逆に空気や骨、脂肪、筋肉などでは超音波は減弱してしまうため、肺や脳の観察には不向きといえます。

また、皮下脂肪や筋肉の厚い人では内臓の観察が難しいことがあります。

【 **超音波検査とプローブ** 】

プローブ
（深触子）

超音波

臓器

プローブ接触面の先から扇状に超音波が発され、反射の様子を測定するよ！

主な超音波検査

○腹部超音波検査：肝炎、脂肪肝、肝硬変、肝腫瘍、胆石、胆嚢ポリープ、膵臓や脾臓の腫瘍、腎臓の嚢胞など

○甲状腺超音波検査：バセドウ病、慢性甲状腺炎、腺腫様甲状腺腫、濾胞腺腫、がんなど

○心臓超音波検査：心肥大、弁膜症、心筋梗塞など

○乳房超音波検査：乳腺症病変、線維腺腫、がん、皮下腫瘤など

○頸動脈超音波検査：動脈硬化の程度など

○経腟超音波検査：子宮筋腫や子宮内膜症、卵巣がんや卵巣嚢腫など

主な超音波検査の特徴

腹部超音波検査	・肝臓、胆嚢、膵臓、腎臓、脾臓などの腹腔内臓器、下腹部臓器の膀胱の状態や腫瘍の有無などを見る
甲状腺超音波検査	・甲状腺の大きさや内部の規則（均一）性の確認、腺腫やがんの有無などを見る
心臓超音波検査	・心臓の大きさ、心筋の厚さや動き、弁の状態などを見る ・カラードップラーでは血液の流れに逆流や乱れがないかなども調べることができ、弁の状態や中隔の壁を確認できる
乳房超音波検査	・乳房の腫瘤の有無、腫瘤の内部の状態、乳管の拡張像や乳管内病変の有無、腫瘤像を形成しない病変の有無などを見る ・マンモグラフィ検査（乳房X線検査）と比べると、被曝の心配がなく、また、密度の高い乳腺（若年者など）の描出に役立つ
頸動脈超音波検査	・頸動脈の走行、血管壁の厚さやプラーク（粥腫）の有無を見る ・カラードップラーでは血液の流れ方や血液量などを調べ、全身の血管状態や動脈硬化の程度を予測できる
経腟超音波検査	・子宮や卵巣など骨盤内の臓器の病変の有無を見る ・母指程度の太さの棒状の経腟プローブを腟内に挿入する

超音波検査のポイント

❶検査前

・腹部超音波検査の場合は絶食とする

・経腹で骨盤内（膀胱、前立腺、子宮、卵巣）を見る超音波検査では、尿が膀胱に充満しているほうが、超音波がよく通り、観察しやすいため、排尿をがまんしてもらい、尿が溜まってから検査を行う

・膀胱留置カテーテルをしている場合は、クランプしておくため、必要に応じて声かけを行う

❷検査中

・検査部位によって体位が異なり、露出する部分も異なる

・検査中に体位を変えてもらったり、呼吸を止めたりしてもらう場合があるため、必要に応じて声かけを行う

❸検査後

・特になし

57 心電図検査①モニター心電図

モニター心電図の特徴

　モニター心電図は、患者さんの心電図を簡易的に継続して観察することができます。致死的不整脈の既往がある、何らかの侵襲で全身状態の変化が予測される、心拍数の異常がある、電解質異常があるなど、心電図変化（循環動態の変化）の継続観察が必要な患者さんに対して使用します。

　簡易的であるため、多くの患者さんに使用しやすいのですが、異常時の詳細な診断には適さない場合もあり、その際は、標準12誘導心電図でより詳しく調べて診断します。

モニター心電図の送信機とセントラルモニターの設定

①セントラルモニターの使用していない画面を確認する。

②使用していない画面のチャンネル番号を確認し、同じチャンネル番号の送信機を準備する。

③セントラルモニターで入床操作し、必要な情報を入力する。入床操作に必要な情報は、病院によって異なる場合がある。基本的には、「患者名」「病室」「ベッド番号」になる。

④モニターアラームの設定を確認する。基本設定でスタンダードな値が入力されているが、医師から指示がある場合は確認し変更する。

⑤送信機について確認する（電池が正しく入っているか、電源を入れたときに正しく作動するか、電極がついたコードに断線がないかなど）

【 セントラルモニターの見方 】

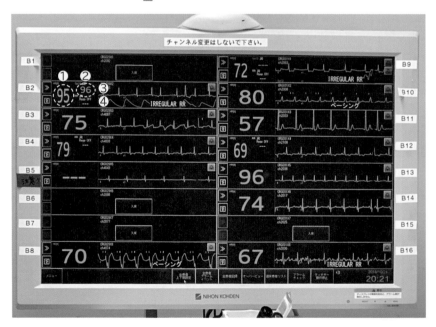

①心拍数　②SpO₂　③心電図波形　④脈波

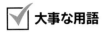
モニター心電図の電極装着法

　異常の有無を察知するためには、常にきれいな波形が得られるような正確な電極の装着が必須となります。

　モニター心電図の電極を装着する位置は、呼吸に影響しない部位や骨上などが第一選択となります。現在、病院などで標準的に使われている心電図モニターの電極の色は、赤（マイナス極）、黄（アース）、緑（プラス極）の3色です。

【電極の装着位置】

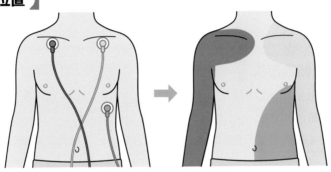

コード色	電極装置位置
赤（マイナス極）	・右鎖骨下のくぼみあたり ・除細動のじゃまにならない部位が望ましい
黄（アース）	・左鎖骨下のくぼみあたり
緑（プラス極）	・左鎖骨中線上で腸骨稜あたり ・除細動のじゃまにならない部位が望ましい

 電極装着時の注意点

○電極シールの装着部位にスキントラブルがないことを確認し、皮脂や汚れを清拭する
○横隔膜や肋間など呼吸性に変動がある部位、筋肉など活動の多い部位は避ける
○点滴や他のME機器のコードが絡まないように整理する
○テープのゼリーが乾燥するため定期的に交換する
○定期的な清拭、装着部位の変更により、掻痒感の出現を予防する

Step up　胸部に傷がある患者さんへの電極装着

たとえば心臓手術後の患者さんの場合は、右鎖骨の上（肩）と左側胸部下側～脇腹の位置に電極を貼ります。黄色（アース）の電極に関しては、傷の部分を避けて貼りつけできればOKですが、患者さんが体位変換した際に当たらないような位置を選択しましょう。

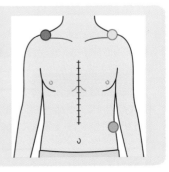

58 心電図検査②12誘導心電図

12誘導心電図の特徴

　12誘導心電図とは、心臓をさまざまな角度から眺めて、心臓の病気がどこで起きているのかを判断できる検査の1つです。身体の表面2点の電位差を調べるもので、四肢誘導6通り（Ⅰ、Ⅱ、Ⅲ、aVR、aVL、aVF）、胸部誘導6通り（V₁〜V₆）で12誘導となります。

　12誘導心電図は、電極をわずか数分間（計測時間は数10秒間）つけるだけで計測が完了するため、簡単で患者さんに苦痛を与えない計測方法として普及しています。

　モニター心電図が「それまでと比べて、どこがどのように変化したのか」を確認するものであるのに対して、12誘導心電図は「どの部分がどのような状態になっているのかを、より正確に知るため」にとるものです。

【 四肢誘導の電極装着部位 】

　四肢誘導とは、四肢に4つの電極をつけ、心臓から出ている電気信号を、右手、左手、左足の間の電位の差でみることです。

　心臓の電気的活動を観察する誘導法には、「双極肢誘導」と「単極肢誘導」があります。

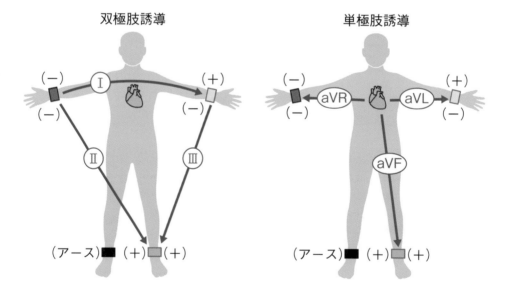

右上肢→ 赤色　　　左上肢→ 黄色　　　右下肢→ 黒色（アース電極）　　　左下肢→ 緑色

4つの電極を左右の上肢と下肢にそれぞれ装着していきます。

覚え方のポイント

時計回りに　右手ー左手ー左足ー右足→ せ（赤）・き（黄）・ぐ（緑）・く（黒）・ん（せきぐちくん）と覚えておくと良いでしょう。

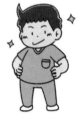

【 胸部誘導の電極装着部位 】

　胸部誘導とは、胸部の各点の電位の差をみることで、より心臓に近い部位の電位を測定します。頭文字の「V」は電圧（voltage）で、第4肋間胸骨右縁から順に数字をつけて表しています。

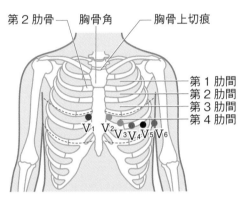
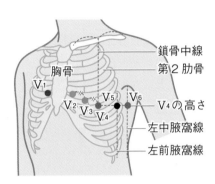

導子	装着部位	導子	装着部位
V₁	第4肋骨間胸骨右縁	V₄	鎖骨中線と第5肋骨間を横切る水平線との交点
V₂	第4肋骨間胸骨左縁	V₅	V₄ の高さの水平線と左前腋窩線との交点
V₃	V₂ と V₄ の結合線の中点	V₆	V₄ の高さの水平線と左中腋窩線との交点

12誘導心電図の電極装着前の注意点

　患者さんに12誘導心電図検査を行うことを説明する。
・カーテンやドアを閉めて、プライバシーに配慮する。
・露出は必要最小限にする。
・室温調節をして、寒くなりすぎないようにする。
・検査中も声かけをし、不安がないようにリラックスしてもらう。

> **看護のポイント**
> 患者さんに
> ・電極を装着するけど痛みは伴わないこと
> ・体の力を抜いてリラックスしてもらうこと
> などを伝えるようにしよう！

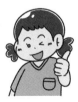

59 心電図検査③波形のしくみ

刺激伝導系と心臓の動き

　心臓は右房上部にある洞結節から発生する電気刺激からスタートします。この電気刺激は刺激伝導系とよばれる心臓に張りめぐらされた電線を伝わってきます。

　この1回の電気刺激の流れが、1回の心臓の収縮と拡張連動となり、全身へ1回の血液の送り出し（心拍出）となります。

　この電気刺激の流れが正常であると、効率よく心臓から血液を送り出すことにつながります。それは、心房が先に収縮することで、全身を循環して戻ってきた血液を心室に送り込み、次に十分に血液を溜めた心室が収縮することで、効率よく全身に血液を送り出せるからです（心臓のポンプ機能）。

　この正常な電気刺激の伝達と、それに伴う心臓のそれぞれの働きをイメージすると、異常な電気刺激が循環動態に及ぼす影響が理解でき、患者状態のアセスメントに活かすことができます。

【 刺激伝導系のしくみ 】

スタート

左心房

右心房

左心室

右心室

ゴール

洞結節
電気信号は，電気刺激を発生させる洞結節からスタートする。通常，洞結節では 60〜80 回 / 分の電気刺激を発生させて心房へ伝える。その刺激が左右の心房に伝わり，心房を収縮させる。

房室結節
次に，心房から房室結節（心房と心室の中継点）を通過する。なお房室結節には，洞結節が活動しないときの代役として刺激を発生させる役割もある。

ヒス束〜右脚・左脚
房室結節を通過した刺激は，その後ヒス束を通過し，右心室へつながる右脚と左心室へつながる左脚に分かれる。

プルキンエ線維
右脚と左脚に伝わった刺激は，プルキンエ線維を通過して左右の心室に伝わり，心室を収縮させる。洞結節からの電気信号は、ここでゴールを迎える。

モニター心電図の基本波形

　心電図に示される心電図に示される基本波形は大きく、心房の収縮＝P波、心室の収縮＝QRS波、心室の拡張＝T波の3つによって構成されています。また、それぞれの波形の間隔（伝達時間）も何を示すかを理解しなくてはなりません。

【 刺激伝導系と心電図波形 】

P 波	洞結節から発生した刺激によって、心房が収縮したことを示す
PQ 時間	心房からの刺激が房室結節を通過して、プルキンエ線維まで伝わるまでの時間を示す
QRS 波	心室に電気刺激が伝わり、心室が収縮したことを示す
ST 部分	心室全体が収縮している時間を示す
T 波	心室が拡張したこと示す
QT 時間	心室の収縮開始から拡張するまでの時間を示す

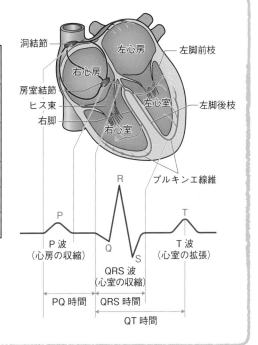

 Step up ステップアップ

注意しておきたい
モニター心電図波形

基線の揺れ、筋電図などのアーチファクト、電極の接触不良がある場合には、電極の装着位置を変更します。

■モニターや電極の外れ、接触不良

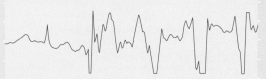

電極が外れかけたことで、突然に激しい基線の動揺がみられる。

■体動に伴う基線の揺れ

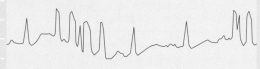

身体を動かすことで基線が揺れている。

■呼吸に伴う基線の揺れ

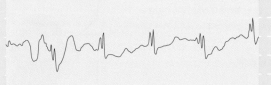

基線が呼吸(吸気と呼気)に合わせて揺れている。

■節電図の混入

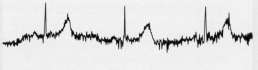

不規則な波形がみられる。

60 心電図検査④波形の見方

基本波形の正常値

正常波形かどうかを判読する際には、それぞれが正常値かどうかを確認します。

モニター心電図を画面上で判読が困難な場合には、記録紙に印刷すると詳しく調べられます。

【 正常心電図波形の名称 】

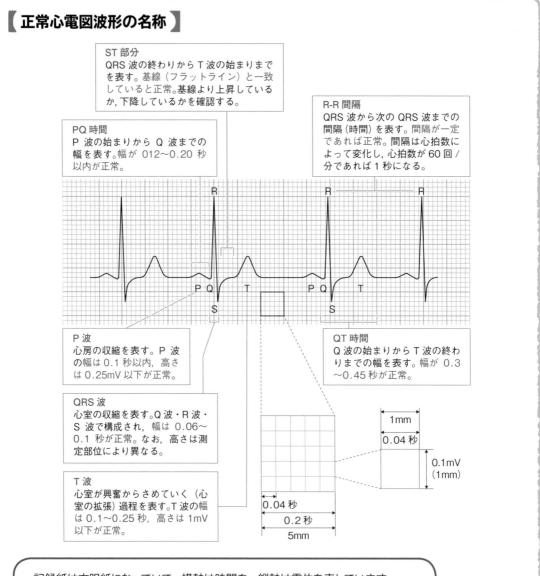

ST 部分
QRS 波の終わりから T 波の始まりまでを表す。基線(フラットライン)と一致していると正常。基線より上昇しているか,下降しているかを確認する。

R-R 間隔
QRS 波から次の QRS 波までの間隔(時間)を表す。間隔が一定であれば正常。間隔は心拍数によって変化し,心拍数が 60 回/分であれば 1 秒になる。

PQ 時間
P 波の始まりから Q 波までの幅を表す。幅が 012〜0.20 秒以内が正常。

P 波
心房の収縮を表す。P 波の幅は 0.1 秒以内,高さは 0.25mV 以下が正常。

QRS 波
心室の収縮を表す。Q 波・R 波・S 波で構成され,幅は 0.06〜0.1 秒が正常。なお,高さは測定部位により異なる。

T 波
心室が興奮からさめていく(心室の拡張)過程を表す。T 波の幅は 0.1〜0.25 秒,高さは 1mV 以下が正常。

QT 時間
Q 波の始まりから T 波の終わりまでの幅を表す。幅が 0.3〜0.45 秒が正常。

1mm
0.04 秒
0.1mV
(1mm)
0.04 秒
0.2 秒
5mm

・記録紙は方眼紙になっていて、横軸は時間を、縦軸は電位を表しています。

・方眼紙のマス目は、縦と横がともに1マス1mmで、5マスごと5mmで太線になります。

・横軸は、1mm=0.04秒で、5マスで0.2秒になります。
縦軸は、1mm=0.1mVになります。

61 内視鏡検査①上部消化管

上部消化管内視鏡検査の特徴

上部消化管内視鏡検査とは、先端にカメラを搭載した内視鏡を口や鼻から挿入して、食道・胃・十二指腸などの上部消化管を内側から観察する検査です。一般には「胃カメラ」とよばれ、よく行われる検査です。

上部消化管内視鏡検査では、がん検診や嘔気・嘔吐、胸やけ、腹痛、腹部膨満感などの症状がある場合、または吐血や下血などで上部消化管に炎症・潰瘍・ポリープ・腫瘍などの病変の存在が疑われる場合、その診断をつけるために行われます。

上部消化管内視鏡検査のケアのポイント

上部消化管内視鏡検査のうち、経口挿入の場合、口から内視鏡を挿入し、食道や胃・十二指腸を観察します。

より細い管を鼻から挿入する経鼻内視鏡検査が行われることもあり、経鼻内視鏡検査は口から内視鏡を挿入するよりも管が細いため、嘔吐反射が起こりにくく、患者さんの負担が少ないとされています。しかし、鼻腔の形状などにより挿入が困難なケースや鼻出血等を伴う場合があります。

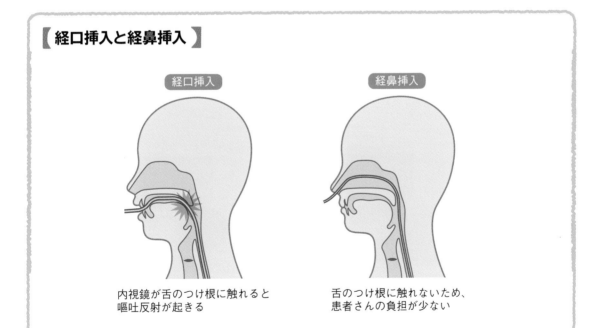

【 経口挿入と経鼻挿入 】

経口挿入

経鼻挿入

内視鏡が舌のつけ根に触れると嘔吐反射が起きる

舌のつけ根に触れないため、患者さんの負担が少ない

62 内視鏡検査②下部消化管

下部消化管内視鏡検査の特徴

下部消化管内視鏡検査とは、内視鏡スコープを肛門から直腸、結腸に挿入し、病変部の観察と撮影を行う検査です。

下部消化管内視鏡検査では、下血・腹痛・排便障害の症状がある人、便潜血反応が陽性の人、注腸検査で異常の指摘を受けた人、治療後の経過観察、炎症性腸疾患などで行われます。

下部消化管内視鏡検査のケアのポイント

下部消化管内視鏡検査は、肛門から内視鏡を挿入し、直腸から盲腸までの大腸全体を観察することができます。その場でポリープの切除や生検が行われる場合もあります。検査の流れは、上部消化管内視鏡検査と共通するところも多くあります。

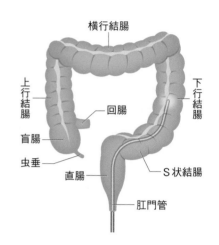

横行結腸 / 上行結腸 / 盲腸 / 虫垂 / 回腸 / 直腸 / 下行結腸 / S状結腸 / 肛門管

消化管内視鏡検査の観察可能な疾患と体位

	上部消化管内視鏡検査	下部消化管内視鏡検査
内視鏡で観察可能な疾患	・食道：食道炎、潰瘍、食道がん、静脈瘤、異物、食道狭窄、憩室炎 ・胃：胃炎、胃潰瘍、胃がん、粘膜下腫瘍、静脈瘤、異物、ポリープ、カルチノイド、憩室炎 ・十二指腸：十二指腸炎、潰瘍、ポリープ、カルチノイド、十二指腸がん、憩室炎	・大腸：ポリープ、大腸がん、炎症性腸疾患、大腸憩室炎、虚血性腸炎など
体位	・左側臥位で行う ・顎を伸ばした状態で左側臥位をとり、スコープが食道まで来たら顎を引く	・左側臥位で行う

63 内視鏡検査③気管支・喉頭

気管支内視鏡検査

気管支内視鏡検査の特徴

気管支内視鏡検査は、消化管内視鏡検査と同様に、カメラを用いて、肺・気管・気管支などを観察するために行われます。

気管支内視鏡検査のケアのポイント

気管支内視鏡検査は、わが国では経口挿入が標準です。検査前に検査値(血小板数、凝固能)から出血傾向の有無を確認することが重要です。

喉頭内視鏡検査

喉頭内視鏡検査の特徴

喉頭内視鏡検査は、喉仏のところにある器官である喉頭を観察するために行われます。

喉頭内視鏡検査のケアのポイント

喉頭内視鏡検査は、鼻腔から直径3〜6mmの細いファイバースコープを挿入します。

気管支内視鏡検査同様、検査前に検査値(血小板数、凝固能)から出血傾向の有無を確認することが重要です。

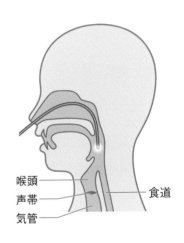

喉頭
声帯
気管
食道

気管支内視鏡検査と喉頭内視鏡検査の体位と合併症

	気管支内視鏡検査	喉頭内視鏡検査
目的	・病変部位の観察、生検などの検査や、洗浄、治療などの目的で行われる	・喉頭の直接観察、声帯の観察、嚥下状態の観察(嚥下内視鏡検査)などの目的で行われる
体位	・仰臥位	・坐位から上半身を45°倒した半坐位(セミファウラー位)
合併症	・気胸、気管内損傷による出血 ・発熱、低酸素血症など	・鼻腔内の疼痛、損傷、出血 ・喉頭痙攣、血管迷走神経反射による失神など

64 呼吸機能検査

呼吸機能検査って？

大きく呼吸することで肺の機能を評価する検査です。

肺に出入りする空気の量を時間軸で記録した曲線をスパイログラム（肺気量分画）といいます。

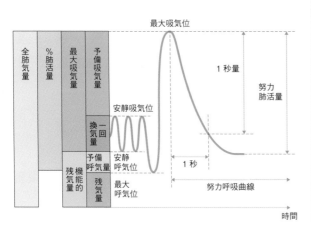

肺活量 (VC)	空気を胸いっぱいに吸い込んで、それをすべて吐き出したときにどれだけ多くの空気を吐き出したか
%肺活量 (%VC)	身長と体重から算出された予測肺活量（基準値）に対する、実際の肺活量の割合
努力肺活量 (FVC)	最大限に息を吸い込み。一気に吐き出した空気の量の変化
1秒量 (FEV1)	最大限に息を吸った状態から一気に息を吐き出したとき、最初の1秒間に吐き出された空気の量
1秒率 (FEV1%)	1秒間に吐き出せる量（1秒量）を肺活量で割り、100を掛けたもの
残気量	息を吐ききった後に肺内に残っている空気の量

【換気障害の分類】

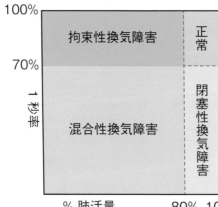

%肺活量が80%未満
→拘束性換気障害

1秒率が70%未満
→閉塞性換気障害

拘束性換気障害と閉塞性換気障害が併存
→混合性換気障害

拘束性換気障害（間質性肺炎、胸水、気胸など）：肺がふくらまずに空気が入っていかないと同時に、肺の中の空気も外に出ていけないため、%肺活量が減少する。

閉塞性換気障害（慢性気管支炎、肺気腫など）：気道が閉塞している、肺胞がうまく収縮しないなどの原因で、息が吐きにくくなり、1秒率が減少する。

スパイロメーターでの検査のポイント

スパイロメーターを用いた呼吸機能検査（スパイロメトリー）で、換気障害の種類を推測することができます。

○肺活量測定

①鼻をノーズクリップで止め、呼吸管を接続したマウスピースを口にくわえる。

②静かな呼吸を数回繰り返した後、一度大きく息を吐く（最大呼気）。

③次に大きく息を吸う（最大吸気）。

④③よりもさらに大きく息を吐く（肺活量）。

⑤②～④を2～3回繰り返す。

○努力肺活量、1秒量の測定

①静かな呼吸を2～3回繰り返してから大きく息を吸い、一気に強い息を全部吐き出す（努力肺活量）。

②そこから1秒間の呼吸量（1秒量）を測定し、1秒間の呼気率（1秒率）を計算する。

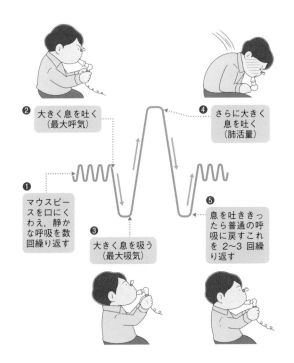

❷ 大きく息を吐く（最大呼気）
❹ さらに大きく息を吐く（肺活量）
❶ マウスピースを口にくわえ，静かな呼吸を数回繰り返す
❸ 大きく息を吸う（最大吸気）
❺ 息を吐ききったら普通の呼吸に戻すこれを2～3回繰り返す

【 フローボリューム曲線 】

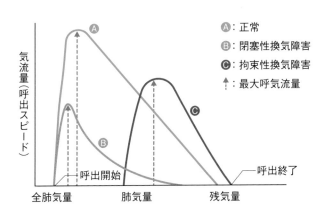

気流量（呼出スピード）

Ⓐ：正常
Ⓑ：閉塞性換気障害
Ⓒ：拘束性換気障害
↑：最大呼気流量

呼出開始
呼出終了

全肺気量　　肺気量　　残気量

拘束性換気障害ではまた、全肺気量（肺活量＋残気量）が小さくなるため曲線が右にずれる。
閉塞性換気障害では呼出スピードがすぐに低下し、多量の空気が肺に残っているにもかかわらず、呼出がゼロになる。

65 動脈血ガス分析

動脈血ガス分析って？

　動脈血ガス分析とは、肺のガス交換機能(動脈血中のガス量が正常範囲に保たれているかどうか)をみるために、動脈血酸素分圧(PaO_2)、動脈血二酸化炭素分圧($PaCO_2$)、動脈血pHなどを測定することです。

　PaO_2、$PaCO_2$、動脈血pHは直接測定し、動脈血酸素飽和度(SaO_2)、重炭酸イオン(HCO_3^-)、塩基過剰(BE:base excess)は計算により算出されます。

動脈血ガス分析の役割

・PaO_2: 肺の血液酸素化能力の指標であり、心肺系の呼吸・循環機能の状態をさす
・$PaCO_2$: 動脈において血液と平衡状態にある二酸化炭素(炭酸ガス)の気圧をいい、肺における換気能力を知ることができる
・動脈血pH: 体内の酸・塩基平衡の最終的状態を知ることができる
・SaO_2: 血液中の酸素含量の概略を知ることができる
・HCO_3^-: 体液の酸・塩基平衡を調節する重要な因子となる
・BE: 代謝性異常により生体内に生じた酸または塩基の量を示す

採血時のポイント

❶採血前

・動脈へ針を刺すことや痛みを伴うことなどから患者さんの不安が増大する可能性を考え、不安軽減に努める
・採血部位を医師に確認し、患者さんをしっかり固定できる体位にする

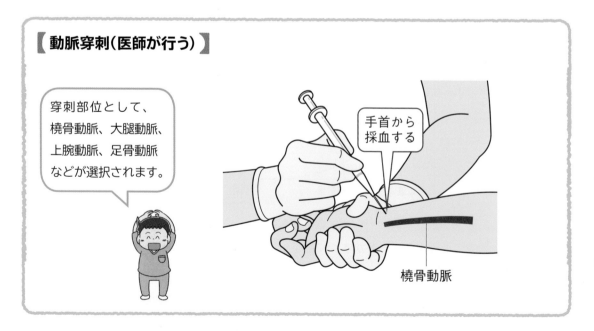

【 動脈穿刺(医師が行う) 】

穿刺部位として、橈骨動脈、大腿動脈、上腕動脈、足骨動脈などが選択されます。

手首から採血する

橈骨動脈

❷採血後

・圧迫は5分以上行い、止血を確実にする

・医師から注射器を受け取った場合は、注射筒内の気泡を抜いて空気混入を避け、注射針を針カバーまたはゴム栓で密栓する。ヘパリンを混ぜるため、手掌で転がすように回転させる

・検体は、採取したらすみやかに検査室へ届け、血液ガス分析器で測定する

・ただちに測定できないときには、氷の入った容器にゴム栓を下にして血液が完全に氷に浸るように立てておく

・針カバー付き注射器の針カバーは完全には密栓できないので、水分混入防止のため、ゴム栓をする

【 **採取した動脈血の凝固防止** 】

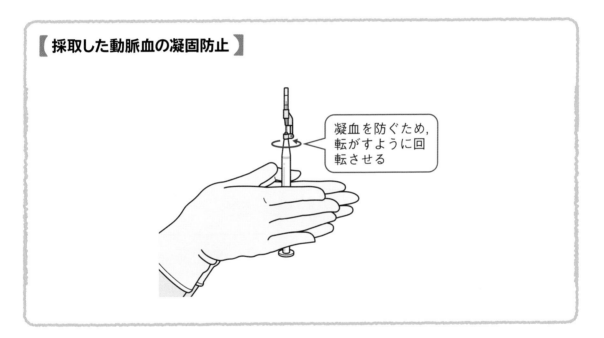

凝血を防ぐため,転がすように回転させる

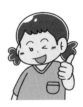

看護のポイント
採血後は、出血の有無や腫れ、疼痛、痺れの有無を確認するようにしよう！

66 経皮的動脈血酸素飽和度（SpO₂）

経皮的動脈血酸素飽和度（SpO₂）って？

経皮的動脈血酸素飽和度（SpO₂）は、心臓から全身に運ばれる血液（動脈血）中を流れている赤血球に含まれるヘモグロビン（Hb）の何％に酸素が結合しているか、皮膚を通して（経皮的に）調べた値です。動脈血中の酸素不足を早期発見できます。

SpO₂は、パルスオキシメーターにより、動脈血採血を行わずに動脈血酸素飽和度（SaO₂）の状態とほぼ同じ数値が得られるため、呼吸管理の重要なモニターとなります。

SaO₂（正常95〜100％）は、動脈血中でヘモグロビンが酸素と結合している割合のことをいいます。

パルスオキシメーターって？

パルスオキシメーターは、光を皮膚の外側から当て、反対側に透過してくる光の濃度から、動脈血中の酸化ヘモグロビンを測定する方法で、SpO₂を非侵襲的に測定することができます。

また、小型のパルスオキシメーターは、患者さんの搬送中や在宅、病棟でのバイタルサインの1つとして測定するために用いられることもあります。

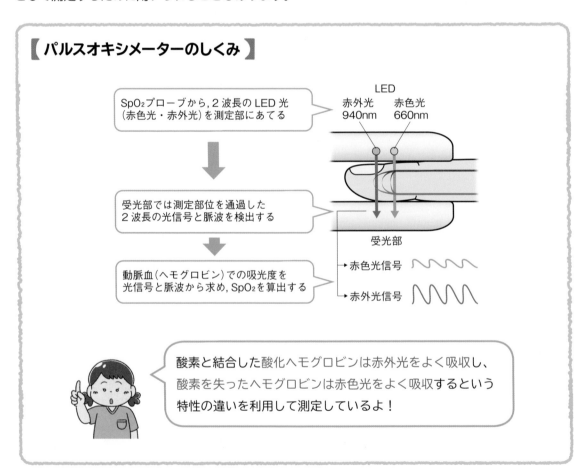

【 パルスオキシメーターのしくみ 】

SpO₂プローブから，2波長のLED光（赤色光・赤外光）を測定部にあてる

受光部では測定部位を通過した2波長の光信号と脈波を検出する

動脈血（ヘモグロビン）での吸光度を光信号と脈波から求め，SpO₂を算出する

LED
赤外光 940nm　赤色光 660nm

受光部
→赤色光信号
→赤外光信号

酸素と結合した酸化ヘモグロビンは赤外光をよく吸収し、酸素を失ったヘモグロビンは赤色光をよく吸収するという特性の違いを利用して測定しているよ！

パルスオキシメーターの装着部位

パルスオキシメーターのセンサーの装着部位には、手指・前額・耳朶・足指などがあります。
また、乳幼児の場合には足背や手の甲も装着部位となります。
それぞれ特徴を理解し、患者さんの状態や病態に適した部位を選択します。

パルスオキシメーター装着時の注意点

パルスオキシメーターは、以下の患者さんでは正しく測定できないので注意が必要です。

・ショック状態など、末梢循環障害を呈している患者さん（末梢の脈が減弱しているため）

・脈拍モニターで脈波がほとんどみられない患者さん

・色素沈着のある患者さん

・低体温、血管収縮、低心拍出量などを呈している患者さん

・測定部位が冷えている患者さん

・マニキュアを塗っている患者さん

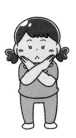

測定時の注意点

❶測定前

・外から光を当てて吸光度を計測するという特性上、センサー部分に日光や照明などが直接当たるような場所は避けるほか、濃い色のマニキュアなどを塗っていると正しい測定ができないため、マニキュアは事前に除去してもらう

・ネームバンドをはずす必要はない

・末梢循環不全がある部位は酸素解離度が上昇して正確な酸素飽和度が測定できないため、パルスオキシメーターの装着は避ける

・指先で反応が悪い場合は、耳朶に装着する

❷測定中

・装着による圧迫壊死を防ぐため、継続装着する場合は部位を変える

【 **パルスオキシメーターでの測定の注意点** 】

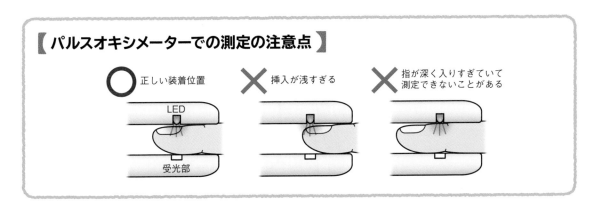

○ 正しい装着位置　✕ 挿入が浅すぎる　✕ 指が深く入りすぎていて測定できないことがある

LED　受光部

67 心臓カテーテル検査

心臓カテーテル検査って?

　心臓カテーテル検査は、心臓の構造と機能を調べる検査の1つです。心臓の内部から直接調べることができるので、多くの情報が得られ、疾病の診断、重症度の判定、治療方針の決定に有効です。

　局所麻酔下で経皮的に血管内へカテーテルを挿入し、造影剤やX線を用いて検査を行うため、身体への侵襲が大きな検査となります。

　静脈からアプローチする「右心カテーテル検査」と、動脈からアプローチする「左心カテーテル検査」に分けられます。穿刺部位は検査の種類や患者さんの状態によって変わります。

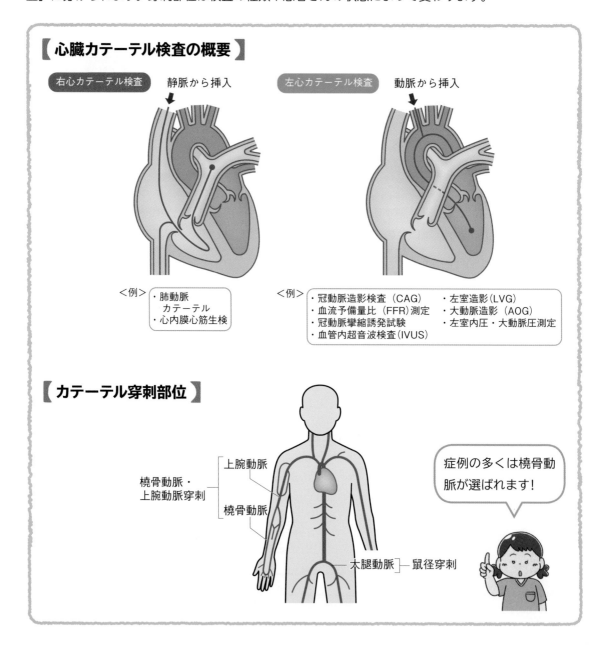

【心臓カテーテル検査の概要】

右心カテーテル検査　静脈から挿入　　　左心カテーテル検査　動脈から挿入

＜例＞
・肺動脈
　カテーテル
・心内膜心筋生検

＜例＞
・冠動脈造影検査（CAG）　・左室造影(LVG)
・血流予備量比（FFR）測定　・大動脈造影（AOG）
・冠動脈攣縮誘発試験　・左室内圧・大動脈圧測定
・血管内超音波検査(IVUS)

【カテーテル穿刺部位】

橈骨動脈・上腕動脈穿刺　　上腕動脈　　橈骨動脈

大腿動脈　鼠径穿刺

症例の多くは橈骨動脈が選ばれます!

大事な用語 ▶ 右心カテーテル検査　左心カテーテル検査　迷走神経反射　アナフィラキシーショック
心タンポナーデ　心筋梗塞　不整脈　上腕動脈　橈骨動脈　大腿動脈

検査時のポイント

❶検査前

・血液型、感染症の有無を確認する

・アレルギーの有無(造影剤、消毒薬、ラテックスアレルギー、テープ類のかぶれなど)を確認する。

・点滴と内服薬を確認する。ビグアナイド系糖尿病薬は、緊急時以外、48時間前から内服を中止する。ヨード造影剤との相互作用により、乳酸アシドーシスを起こすことがあるためである

・検査室の看護師に、バイタルサインや患者さんの状態、感染症、アレルギー、末梢ラインの状態、シャントや表在化、点滴の種類や速度などを申し送る

❷検査中

・患者さんの様子を注意深く観察し、合併症の早期発見・対応に努める

カテーテル検査中の主な合併症

合併症	症状	対応
迷走神経反射	徐脈、血圧低下、顔面蒼白、冷汗	下肢挙上、点滴急速投与、アトロピン硫酸塩の投与
アナフィラキシーショック	嘔気・嘔吐、掻痒感、蕁麻疹、喉の違和感、咳嗽、くしゃみ、眼瞼浮腫 重症例では便失禁、顔面浮腫、呼吸困難、意識消失、不整脈、血圧低下、心停止	補液、エピネフリン製剤の投与
心タンポナーデ	頸動脈怒張、血圧低下、意識レベル低下、心音減弱、胸痛	場合によって心嚢ドレナージや外科的手術
心筋梗塞	胸痛、血圧低下、意識レベル低下、心電図変化、苦悶表情	経皮的冠動脈インターベンション(PCI)、冠拡張薬や鎮痛薬の投与 場合によってIABPやPCPS
不整脈	徐脈、頻脈、血圧低下、意識レベル低下、顔面蒼白、眼球上転	徐脈:アトロピン硫酸塩や一時的ペーシング 致死的不整脈:心臓マッサージ、除細動、抗不整脈薬の投与

❸検査後

・合併症の観察を行う。異常に気づいたら早めに医師に診察を依頼する

・安静時間の指示を確認し、点滴終了時間の目安とともに、食事や排泄について患者さんや家族へ伝える

カテーテル検査後の過ごし方

	橈骨動脈・上腕動脈の穿刺の場合	鼠径穿刺の場合
帰室	車椅子	ストレッチャー
安静	止血デバイスで圧迫止血、歩行可能 穿刺部位と穿刺側上肢は安静にする	圧迫止血し、ベッド上で安静にする
食事	座って摂取可能	安静中は臥床したまま摂取
排泄	歩いてトイレに行く	ベッド上で差込便器、尿器を使用

68 糖負荷試験(OGTT)

血糖調節と血糖検査

血糖(blood sugar)とは一般に、血漿中のD-グルコース濃度のことをさします。

血糖を一定に保つことは、たいへん重要な生体の恒常性(ホメオスターシス)の1つで、その濃度は狭い範囲に保たれていて、血糖検査は糖の代謝状態を最もよく反映する指標となっています。

糖負荷試験って?

糖負荷試験は、糖尿病患者さんに対して、ブドウ糖を負荷したときに血糖値の上昇が大きく長時間持続することを利用し、耐糖能を把握するための検査です。

患者さんに75gグルコース溶液を服用してもらい、静脈採血(服用前、服用後30分・60分・120分)することで血糖値を測定します。

糖代謝異常の判定区分には「糖尿病型」と「正常型」があります。「糖尿病型」の判定基準(①早朝空腹時血糖値126mg/dL以上、②75g OGTTで2時間値200mg/dL以上、③随時血糖値*200mg/dL以上、④HbA1cが6.5%以上)のいずれかが確認された場合に、「糖尿病型」と判定されます。「正常型」の判定基準(⑤早朝空腹時血糖値110mg/dL未満、⑥75g OGTT)がいずれも確認された場合に、「正常型」と判定されます。

なお、「糖尿病型」「正常型」のいずれにも属さない場合は「境界型」と判定します。

*随時血糖値:食事と採血時間との時間関係を問わないで測定した血糖値。糖負荷後の血糖値は除く
(日本糖尿病学会編・著:糖尿病治療ガイド2022-2023。p.24、文光堂、2022より)

ケアのポイント

❶検査前

・検査には時間がかかり、採血時の痛みを伴うなど、患者さんに負担をかけることが多い点を理解してもらう

・検査前10時間以上の絶飲食

・検査前の3日間は、少なくとも糖質を150gは摂取する(普通の食事がとれていれば問題はない量である)

・前日のアルコール摂取は禁止

・検査の直前の過激な運動は禁止

・検査当日は内服薬は服用しない(心疾患などの薬物に関しては主治医の指示を受ける)

❷検査中

・検査中は水分以外は絶食

・禁煙する

・検査中は安静に過ごす

・グルコース溶液の服用後に悪心・嘔吐、腹痛、下痢などの胃腸症状が出現したら、その時点で検査を中止する場合がある。

69 血糖自己測定（SMBG）

血糖自己測定って？

　血糖自己測定とは、患者さん自らが簡易血糖測定器を用いて血糖値を測定することです。診察時に測定した血糖値だけでなく、日常生活での血糖値を測定することで、よりよい血糖コントロールを目指すことができます。

　医療機関では、看護師が簡易血糖測定器を用いて測定することもあります。

【 簡易血糖測定器セット 】

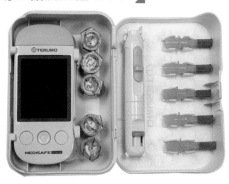

ケアのポイント

・簡易血糖測定器にはさまざまなものがある。患者さんの視力やADL、理解度、生活環境などに合わせて選択する
・測定部位は指先を第一選択とする
・検査のタイミングは、食前（3食）、食後2時間、就寝前、午前3時前後、低血糖症状出現時など
・採血時の消毒の際に、消毒液が完全に乾燥したことを確認する（乾燥が不完全の場合は測定値が低くなることがある）

【 血糖測定部位 】

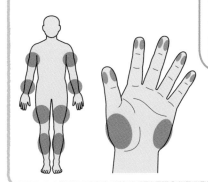

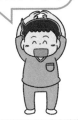

指先が第1選択です。中央部は痛みを感じやすいため、やや側面に穿刺するとよいよ！

・果物などの糖分を含む食品に触れたあとで、手を洗わずにそのまま指先から採血すると、測定値が高くなることがある。アルコール綿の消毒だけでは偽高値になるという報告があるので、果物に触れた場合は、必ず水で手を十分に洗う。
・プラリドキシムヨウ化メチル、マルトースを含む輸液、イコデキストリンを含む透析液を投与中の患者さんなどでは、測定値が高くなる場合がある。また、点滴をしている側の指先からは測定しない
・末梢血流が減少した患者さん（脱水状態、ショック状態、末梢循環障害）の指先から採血した場合は、血糖値が偽低値を示すことがある

血糖自己測定の指導のポイント

・糖尿病患者さん自身が自宅で行う際は、穿刺針の適切な捨て方を指導する
・指導にあたっては、患者さんが簡易血糖測定法を身につけることと、血糖コントロールがうまくできていることとは同義ではないこと、血糖自己測定は血糖コントロールの指導の一部であることを念頭におく

70 皮膚テスト

皮膚テストって？

　皮膚テストはアレルギーの原因となる抗原（アレルゲン）を検索するための検査です。患者さんの皮膚に、アレルゲンエキスを入れて（感作）、どのような反応があるのかをみます。感作の方法は、皮内テスト、プリックテスト、貼付試験（パッチテスト）などがあります。

　皮膚テストの実施前に、患者さんから、過去にアレルギー症状が出現した食物や薬剤、またそのときに出現した症状などの情報を得ておきます。検査の2〜11日前から、抗ヒスタミン薬や抗アレルギー薬の内服は中止してもらいます（薬剤により中止時期は異なります）。副腎皮質ステロイド内服薬は、検査の目的によって内服の有無が変わるので、医師の指示を確認しましょう。

　皮膚テストの実施後は、どのアレルゲン液を使用したのかがわかるよう、患者さんの皮膚にアレルゲン名を記入したり、シールを貼付します。また、結果判定までは該当部位をマッサージしたり掻いたりしないように説明します。

　アレルギーのタイプにより、皮膚反応の出現時期が異なります。

○即時型（Ⅰ型）：15〜20分

○遅延型（Ⅳ型）：24〜48時間

※アナフィラキシーショックを起こす可能性があるので、対応できるよう医師の指示のもと準備しておきます。

皮内テストのケアのポイント

　皮内テストはアレルゲンエキスを皮内注射してその反応をみる検査です。即時型アレルギーでプリックテスト陰性のとき、またはアレルゲン免疫療法導入時の設定値を調べるときに行います。

　まず、注射部位の皮膚を、注射器を持たない方の手で引っ張るようにして伸ばします。もう一方の手で注射器を持ち、注射筒の目盛りと針の切り口が上を向くようにして、皮膚と平行に近い角度で針を刺入します。

　次に対照に生理食塩水を注入し、そこから少し離れた位置に指示量のアレルゲンエキスをゆっくり注入します。皮内に正しくアレルゲンエキスが入ると膨疹ができます。

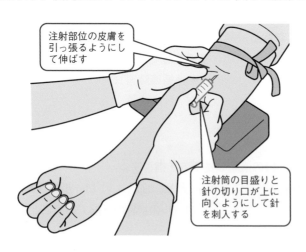

注射部位の皮膚を引っ張るようにして伸ばす

注射筒の目盛りと針の切り口が上に向くようにして針を刺入する

〈判定基準〉
・発赤直径20mm以上、膨疹直径9mm以上のいずれかで陽性

プリックテストのケアのポイント

　プリックテストは、食物アレルギーなど即時型アレルギーの検査として広く使われています。アレルゲンと陽性対照液（ヒスタミン）、陰性対照液（生食）を用意し、健常な皮膚面（前腕など）にアレルゲン液を1滴垂らし、プリックテスト専用針を皮膚面に対して直角に静かに刺し、15〜20分後に判定します。

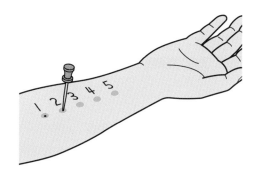

〈判定基準〉
・直径3mmもしくは陽性対照の2分の1以上の反応で陽性

貼付試験（パッチテスト）のケアのポイント

　パッチテストは遅延型アレルギーの原因物質を確定するのに有用だとされている、アレルゲンを皮膚に48時間閉鎖貼付する検査です。

　アレルゲンをのせたパッチテストユニットを、上背部や上腕部に貼付します。すでにアレルゲンが配置されている製品であれば、そのまま貼付します。48時間後にパッチテストユニットをはがし、1時間後（48時間後）、72（または96）時間後、1週間後の3回にわたり判定します。

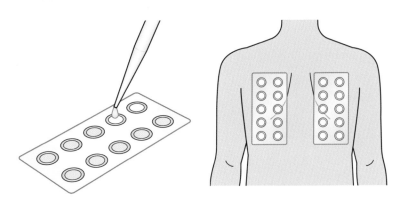

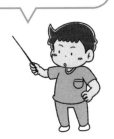

皮膚テストはアレルゲンに感作されているかどうかをみる検査だよ。アレルギー体質かどうかを調べる検査ではないよ！

〈判定基準（ICDRG基準）〉
・陰性（−、？＋）：反応なし、または浸潤の伴わない紅斑
・陽性（＋〜＋＋＋）：浸潤を伴う紅斑、小水疱、びらん
・刺激反応（IR）

71 脳波検査

脳波検査の目的

　脳は、常に神経活動によって微小な電気を出しています。脳波とは、その電気の波を頭皮上に装着した電極より記録し、大脳の活動状態を調べるものです。

　電位の時間的変化による波形、波形分布、左右差を測定します。

　脳波検査は、てんかんの診断、脳腫瘍や脳梗塞・脳出血などの脳血管障害、頭部外傷などで中枢神経系の異常を疑う場合、薬物等による中毒やそれらに伴う意識障害の場合などに行われます。

　1997年に臓器の移植に関する法律が施行されました。脳波検査は、この法律に基づく脳死を判定する重要な検査として行われています。脳死の場合、脳波は平坦となります。

脳波の取り方

・脳の活動に伴って生じる微小な電位差を頭部につけた電極でとらえて増幅、波形として記録します。

・脳波検査は60〜90分程度の時間を要しますが、痛みなどはありません。

・脳波はβ（ベータ）波、α（アルファ）波、θ（シータ）波、δ（デルタ）波の4つに分類されます。

・成人の場合、興奮時にはβ波、落ち着いているときにはα波、深い瞑想状態や、うとうとまどろんでいるときはθ波、熟睡時にはδ波が確認されます。

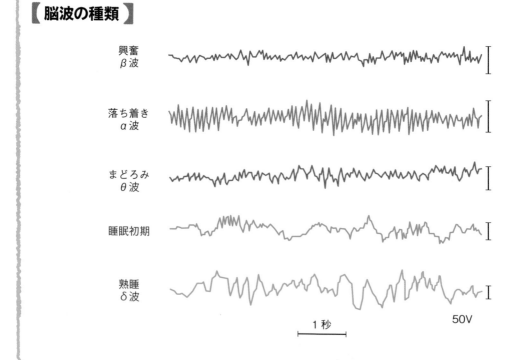

【 脳波の種類 】

興奮 β波
落ち着き α波
まどろみ θ波
睡眠初期
熟睡 δ波

1秒　　50V

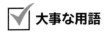
脳波検査の手順とポイント

　脳波検査は、検査時、自然睡眠の記録が望ましいため、やや寝不足の状態で臨んでも問題ないことを説明します。検査は約1時間かかるため、検査前に排尿を済ませてもらいます。

脳波の正常と異常

　覚醒時にδ波やθ波が出現する場合は、脳の機能低下が考えられ、てんかん、脳腫瘍、脳挫傷などが疑われます。

　θ波は徐波とよばれる4～7Hzの脳波で、生理的には幼小児の脳波や睡眠時の脳波にみられます。てんかん、脳腫瘍、脳血管障害などの器質脳疾患、意識障害、低酸素状態、低血糖状態など種々の脳機能障害の際にも徐波がみられます。

【脳波電極の装着位置（国際10-20電極配置法）】

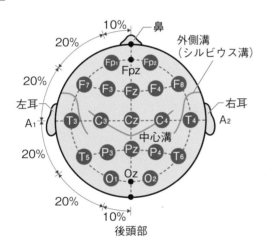

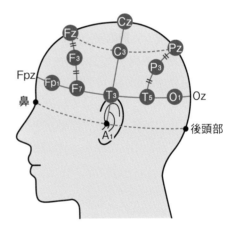

（図中の%はFPzからOzまでの距離に対する割合を示す）

Fp1	左前頭極部	P3	左頭頂部	F7	左前頭前部	Fz	正中前頭部
Fp2	右前頭極部	P4	右頭頂部	F8	右前頭前部	Cz	正中中心部
F3	左前頭部	O1	左後頭部	T3	左側頭中央部	Pz	正中頭頂部
F4	右前頭部	O2	右後頭部	T4	右側頭中央部	Oz	正中後頭部
C3	左中心部	A1	左耳朶	T5	左側頭後部		
C4	右中心部	A2	右耳朶	T6	右側頭後部		

72 その他の検査

運動器系検査

〇関節可動域検査：関節可動域(ROM：range of motion)とは、体の各関節がどれくらい動くのか
を角度で示すものです。関節可動域を測定することで、①障害の程度の判定、②関節可動域が狭く
なる原因の究明、③治療効果の判定が可能になります。

〇徒手筋力テスト(MMT：manual muscle test)：患者さんの筋力が低下しているかどうかや、日
常生活動作を介助なしに行えるかどうかの評価を、6段階で判定する方法のことをいいます。

婦人科系検査

〇経腟超音波検査：腟口から細長い棒(プローブ)を挿入し、子宮や卵巣の形や大きさなどを観察する
超音波検査です。婦人科を受診するほぼすべての患者さんが受けることになる基本的な検査であ
り、子宮がんや卵巣がん、子宮内膜症などの疾患を見つけることができます。

〇腹部超音波検査：腹腔内臓器に対して行う超音波検査です。上部消化管内視鏡検査(胃カメラ)が食
道・胃・十二指腸をみる検査であるのに対し、腹部超音波検査は肝臓・胆のう・胆管・膵臓・脾臓・
腎臓などが検査の対象になります。

〇乳房超音波検査：乳房の表面からプローブを当てて乳房内部の様子を観察する超音波検査です。乳
房内部の腫瘤の有無や大きさ、性状などがわかり、その腫瘤が良性疾患(線維腺腫、のう胞など)
か、悪性疾患(乳がん)かの判別に用いられます。

〇マンモグラフィー：乳房を板で挟み薄く伸ばした状態でX線撮影を行う検査です。画像に写ったし
こりや石灰化の特徴から良性疾患か悪性疾患かを判断します。一般にマンモグラフィーで悪性の可
能性があると診断された場合、次に超音波検査などによる精密検査が行われます。

感覚器系検査

〇眼底検査：眼底(眼球の内部・眼球の後ろ側の部分)の状態を観察する検査で、①眼科医が眼底鏡で
眼底を観察する方法と②眼底カメラを用いて眼底の写真を撮影する方法があります。

〇聴力検査：ヘッドホンをつけて音が聞こえたらボタンを押す方法で、1000Hzの低音(日常会話の
音域)と4000Hzの高音(年齢による聴力の低下に伴い聞こえにくくなる音域)の2つの周波数の音
が聞こえるかを検査します。

〇味覚検査：主流な検査方法として、①ろ紙ディスク法(甘い・塩辛い・酸っぱい・苦いの4つの味
を種々の濃度でしみ込ませたろ紙を舌の上に置き、各々の味に対する味覚障害の程度を調べる方
法)と、②電気味覚検査(検査部位に検査器具の先端を当てて微弱な電流を流し、徐々に電流を上げ
ていった際に金属をなめたときのような味を感じたら知らせる方法)があります。

最後までたどり着いたね！
お疲れさまでした！

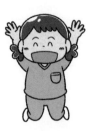

memo

さくいん

115

編集：Gakken看護書籍編集室

ブックデザイン：山口秀昭（Studio Flavor）

カバーイラスト：坂本浩子、深蔵

本文イラスト：深蔵、日本グラフィックス

DTP：グレン